Ahmed Mohamed Mostafa
Saad Mahmoud Ammar
Mohamed Abdou Salem

Incidência de enfarte do miocárdio perioperatório após cirurgia de revascularização miocárdica

Ahmed Mohamed Mostafa
Saad Mahmoud Ammar
Mohamed Abdou Salem

Incidência de enfarte do miocárdio perioperatório após cirurgia de revascularização miocárdica

ScienciaScripts

Imprint
Any brand names and product names mentioned in this book are subject to trademark, brand or patent protection and are trademarks or registered trademarks of their respective holders. The use of brand names, product names, common names, trade names, product descriptions etc. even without a particular marking in this work is in no way to be construed to mean that such names may be regarded as unrestricted in respect of trademark and brand protection legislation and could thus be used by anyone.

Cover image: www.ingimage.com

This book is a translation from the original published under ISBN 978-3-659-85248-0.

Publisher:
Sciencia Scripts
is a trademark of
Dodo Books Indian Ocean Ltd. and OmniScriptum S.R.L publishing group

120 High Road, East Finchley, London, N2 9ED, United Kingdom
Str. Armeneasca 28/1, office 1, Chisinau MD-2012, Republic of Moldova, Europe
Printed at: see last page
ISBN: 978-620-8-35944-7

Conteúdo

Agradecimentos

Aos meus orientadores, que me deram um exemplo respeitável e honroso no domínio da investigação e da escrita científica.

*Em primeiro lugar, ao Professor **Dr. Saad Mahmoud Ibrahim Ammar**, Professor de Cardiologia da Faculdade de Medicina da Universidade de Benha, a quem me sinto profundamente grato pela realização deste estudo, cuja ideia foi uma sugestão brilhante sua, dando-me a oportunidade de explorar um novo e enriquecedor campo. Estou profundamente grato pelas suas sugestões ao longo do projeto e por me ter proporcionado todas as facilidades durante todas as fases da investigação.*

*Ao **Dr. Mohamed Abdu Salem**, Professor de Cardiologia, Faculdade de Medicina, Universidade de Benha, a quem estou profundamente grato por me ter dado o melhor apoio de que necessitei na minha investigação e por ter sido tão generoso no seu tempo e esforço. A sua supervisão contínua, orientação valiosa, observações científicas e técnicas, grandes esforços e ajuda ilimitada.*

*Ao **Dr. Ahmed Yehia Hegab**, Consultor de Cardiologia, Instituto Nacional do Coração; que me deu generosamente o seu tempo e esforço, ajudando-me na realização deste trabalho.*

Por último, gostaria de expressar o meu sincero agradecimento à minha família pela sua ajuda, paciência e grande carinho.

Ahmed M.Mostafa,

Lista de abreviaturas

ACC	American College of Cardiology
ACCT	Aortic Cross Clamp Time
ACS	Acute coronary syndrome
AHA	American Heart Association.
AMI	Acute myocardial infarction
BMS	Bare metal stent
CABG	Coronary artery bypass grafting
CAD	Coronary artery disease
CMR	Cardiac magnetic resonance
DES	Drug eluting stent
DM	Diabetes mellitus
ECCT	Extracorporeal Circulatory Time
ECG	Electrocardiogram
FDA	Food and drug administration
GPI	Glycoprotien IIb,IIIa inhibitor
HTN	Hypertension
IABP	Intra-aortic ballon pump counterpulsation
IHD	Ischemic heart disease
LVEF	Left ventricular ejection fraction
MACE	Major adverse cardiac events
MR	Mitral regurge
NHI	National heart institute
NSAIDs	Non-steroidal anti-inflammatory drugs
NSTEMI	Non- ST-elevation myocardial infarction
PCI	Percutaneous coronary intervention
POMI	Perioperative Myocardial infarction
P-PCI	Primary- Percutaneous coronary intervention
SCAD	Stable Coronary Artery Disease
STEMI	ST-elevation myocardial infarction
TIMI	Thrombolysis in Myocardial Infarction
UFH	Unfractionated Heparin
VT	Ventricular Tachycardia
VF	Ventricular fibrillation

INTRODUÇÃO

A revascularização do miocárdio tem sido um pilar estabelecido no tratamento da doença arterial coronária (DAC) há quase meio século. A cirurgia de revascularização do miocárdio (CABG), utilizada na prática clínica desde a década de 1960, é sem dúvida o procedimento cirúrgico mais intensamente estudado de sempre. Na cirurgia de revascularização do miocárdio, os enxertos de bypass são colocados no vaso coronário médio, para além da(s) lesão(ões) "culpada(s)", proporcionando fontes adicionais de fluxo sanguíneo nutritivo para o miocárdio e oferecendo proteção contra as consequências de uma doença obstrutiva proximal adicional **(William et al., 2010).**

No entanto, pode estar associada a dano miocárdico peri e pós-operatório significativo e necrose, que podem ocorrer em graus variados. Múltiplos mecanismos têm sido propostos para explicar a lesão miocárdica após a revascularização do miocárdio. A lesão intra-operatória pode resultar de manipulação cardíaca, proteção miocárdica inadequada e desfibrilhação intra-operatória. **(Bassiri et al.,2011)**

A Terceira Definição Universal de 2012 definiu o enfarte do miocárdio (tipo 5) após a cirurgia de revascularização do miocárdio como exigindo dois critérios. Elevação dos biomarcadores cardíacos (com preferência para as troponinas) >10 vezes o 99° limite superior de referência (URL) em relação a um nível pré-operatório normal; mais novas ondas Q patológicas ou novo bloqueio do ramo esquerdo (BRE) e/ou evidência imagiológica ou angiográfica de nova oclusão de vasos nativos ou enxertos, nova anomalia regional do movimento da parede ou perda de miocárdio viável. (**Thygesen et al., 2012**)

O infarto do miocárdio perioperatório (IAM) após cirurgia de revascularização do miocárdio (CRM) é uma complicação grave e uma das causas mais freqüentes de morbidade e mortalidade nesses pacientes **(Sans et al.,1997).**

O estudo da incidência e dos fatores causadores ou relacionados ao infarto do miocárdio pós-cirurgia de revascularização do miocárdio tem valor clínico na prevenção dessas complicações.

OBJECTIVO DO TRABALHO

Este estudo observacional foi concebido para determinar a incidência e o resultado do enfarte do miocárdio perioperatório após cirurgia de revascularização do miocárdio.

Capítulo (1)

Doença das artérias coronárias

Introdução

A doença arterial coronária (DAC) é a causa de morte mais comum em todo o mundo, sendo responsável por cerca de 1 em cada 5 mortes. A morbilidade, a mortalidade e a importância socioeconómica desta doença fazem com que o diagnóstico preciso e atempado e a gestão eficaz em termos de custos da DAC sejam da maior importância. As novas modalidades de imagiologia da doença arterial coronária, o tratamento farmacológico e as intervenções invasivas (percutâneas e cirúrgicas) revolucionaram o tratamento atual dos doentes com doença coronária crónica. O tratamento médico continua a ser a pedra angular do tratamento, mas a revascularização continua a desempenhar um papel importante. A questão do uso apropriado da revascularização é importante, e as indicações para revascularização, além dos benefícios e riscos relativos de uma abordagem percutânea versus uma cirúrgica, são discutidos.**(Cassar et al.,2009)**

Fisiopatologia

O mecanismo subjacente à DAC crónica é a capacidade limitada crónica de aumentar o fornecimento de oxigénio ao miocárdio no contexto de um aumento da procura de oxigénio, geralmente causado pela obstrução de, pelo menos, uma grande artéria coronária epicárdica por uma placa ateromatosa. **(Libby e Pierre., 2005)**

O mecanismo mais frequente da síndrome coronária aguda (SCA) é a redução do fornecimento de oxigénio ao miocárdio devido à rutura ou erosão de uma placa aterosclerótica vulnerável, que resulta em lesão endotelial e trombose associada e vasoconstrição dinâmica **(Crea e Liuzzo..., 2013), 2013)**.Causas adicionais de SCA-NST são espasmo coronário, êmbolos, inflamação arterial coronária ou dissecção espontânea da artéria coronária na ausência de aterosclerose oclusiva em 10-15% dos doentes. (A rutura de placas coronárias vulneráveis com subsequente trombose e oclusão da artéria coronária é a causa mais comum de enfarte do miocárdio.**(Vancraeynest et al., 2011)**

Apresentação clínica

Os doentes com doença arterial coronária (DAC) podem ser assintomáticos ou apresentar angina de peito ou uma síndrome coronária aguda (angina instável (AI), enfarte do miocárdio sem elevação do segmento ST (NSTEMI) e enfarte do miocárdio com elevação do segmento ST (STEMI) **(Braunwald e David, 2013)**.

1. Angina de peito

A angina é caracterizada por desconforto subesternal, sensação de peso ou de pressão, que pode irradiar para o maxilar, ombro, costas ou braço. Não se assemelha a uma dor localizada e lancinante. Estes sintomas são geralmente provocados por esforço, stress emocional, frio ou uma refeição pesada e são aliviados pelo repouso ou por nitratos. Os equivalentes da angina são a falta de ar durante o esforço, o desconforto epigástrico, a fadiga ou o desmaio, particularmente em doentes idosos. A dor lancinante, posicional ou reproduzível à palpação é geralmente não cardíaca **(Campeau L., 2002)**.

2. Síndromes coronárias agudas

A. NSTE-ACS

A SCA-NST pode apresentar-se de três formas:

i. Dor em repouso, ou seja, dor de natureza e localização caraterísticas, mas que ocorre em repouso e durante períodos prolongados de até 20 minutos.

ii. Angina de início recente, ou seja, início recente de angina moderada a grave (CCS II ou III).

iii. Angina de aumento rápido ou em crescendo, ou seja, anteriormente DAC, que aumenta progressivamente em gravidade e intensidade e num limiar inferior (pelo menos CCS III) durante um curto período de 4 semanas ou menos.**(Hamm et al.,2011)**

B. STEMI

Os sintomas prodrómicos de desconforto torácico podem estar ausentes e a dor retroesternal tipo compressão ou peso que dura mais de 30 minutos é típica. São descritos com um punho cerrado contra o esterno (sinal de Levine). A dor pode irradiar para ambos os lados do tórax, com predileção pelo lado esquerdo, pela mandíbula ou pelos braços e pulsos. Pode ser epigástrica, erradamente diagnosticada como indigestão. Podem surgir diaforese, náuseas e vómitos. Em até 25% dos casos, o enfarte pode ser silencioso **(O'Gara et al., 2013).**

Diagnóstico

Angina de peito (Stephan et al.,2012)

1. O ECG de repouso de 12 derivações é essencial. É normal em aproximadamente metade dos pacientes com angina estável, mesmo com DAC grave. Podem estar presentes alterações da onda ST-T, ondas Q, hipertrofia do VE, BCRE, bloqueio AV, FA e arritmias ventriculares.

2. Ecocardiografia: A função ventricular esquerda é o principal preditor de sobrevivência a longo prazo em doentes com doença coronária, e a DSVE é o melhor preditor de sobrevivência após enfarte. A RM ou outras anomalias concomitantes podem ser observadas.

3. O teste de esforço em tapete rolante está indicado em todos os doentes com angina ou com probabilidade pré-teste intermédia de doença coronária.

4. Ecocardiografia de esforço: O teste mais popular é a ecocardiografia de esforço com dobutamina (EED), que é mais específica, mas menos sensível, do que a imagem de perfusão para a deteção de isquémia.

5. Testes de perfusão miocárdica: A perfusão miocárdica em exercício é avaliada por tomografia por emissão de fotão único (SPECT). São utilizados o tecnécio ou o tálio (melhor para a deteção da viabilidade do miocárdio).

6. A ressonância magnética é uma nova técnica de imagem de stress que pode ser utilizada tanto para a perfusão de adenosina como para a imagem de movimento da parede com dobutamina.

7. A tomografia computorizada das artérias coronárias (CCT) com scanners multidetectores pode visualizar o lúmen das artérias coronárias e detetar calcificação.

8. A angiografia coronária está indicada para fins de diagnóstico em doentes com:

i Refratário à terapia médica.

ii Critérios clínicos de alto risco ou critérios de testes não invasivos.

iii Disfunção do VE (FEVE <45%) .

iv Morte súbita abortada ou TV/FV.

v Testes não invasivos inconclusivos.

vi Cirurgia de revascularização miocárdica ou angioplastia prévia com sintomas recorrentes ou com alto risco de reestenose de um sítio de importância prognóstica.

Síndromes coronárias agudas

De acordo com a terceira definição universal de enfarte do miocárdio (MI) da Task Force Conjunta ESC/ACCF/AHA/WHF, o diagnóstico de MI requer um nível de troponina cardíaca (I ou T) acima do percentil 99 de uma população de referência normal mais um, ou mais, dos seguintes. **(Thygesen et al.,2012)**

i Sintomas de isquémia.

ii Novas alterações significativas da onda ST/T ou novo BCRE.

iii Ondas Q patológicas no ECG.

iv Evidência imagiológica de nova perda de miocárdio viável ou de anomalia regional do movimento da parede.

v Trombo intracoronário diagnosticado por angiografia ou autópsia.

1. Eletrocardiograma (ECG)

Com base no ECG, devem ser diferenciados dois grupos de doentes:

(A) Doentes com dor torácica aguda e elevação persistente (20 min) do segmento ST, denominada enfarte do miocárdio com elevação do segmento ST (STEMI).

(B) Pacientes com dor torácica aguda, mas sem elevação persistente do segmento ST (NSTE-ACS). As alterações no ECG podem incluir elevação transitória do segmento ST, depressão persistente ou transitória do segmento ST, inversão da onda T, ondas T planas ou pseudo-normalização das ondas T ou o ECG pode ser normal.**(Marco et al.,2015)**

2. biomarcadores cardíacos

A creatina quinase (começa a aumentar dentro de 4-8 h e regressa ao normal dentro de 2-3 dias) e a mioglobina (começa a aumentar 1-4 h, atinge o pico às 6 h e regressa ao normal às 24 h) não são específicas da lesão do miocárdio. (Das isoenzimas da creatina quinase (MM no músculo esquelético e cardíaco, BB no cérebro e nos rins), a isoenzima do músculo e do cérebro (CK-MB) é de uso clínico através de imunoensaios com anticorpos monoclonais anti-MB. Também está presente noutros tecidos (intestino delgado, língua, diafragma, útero, próstata) e aumenta após o exercício físico. No IM, aumenta normalmente 10 a 20 vezes acima do limite superior do intervalo de referência. Das três subunidades do complexo da troponina

(C que se liga ao Ca, I que se liga à actina e T que se liga à tropomiosina), a TnI e a TnT são de uso clínico. Também estão presentes no músculo esquelético, mas são codificadas por genes diferentes; os ensaios quantitativos utilizam anticorpos específicos para a forma cardíaca. No enfarte do miocárdio, as troponinas podem aumentar 20 a 50 vezes acima do limite superior do intervalo de referência. Os valores de corte devem ser definidos por cada laboratório, consoante o ensaio utilizado.

Os novos ensaios de troponina de alta sensibilidade oferecem um maior valor preditivo negativo (hsTnT <13 pg/mL) para a exclusão de enfarte do miocárdio **(Januzzi et al.,2010).**No entanto, o aumento da sensibilidade destes novos ensaios permite detetar níveis baixos de Tn, mesmo em indivíduos saudáveis. Assim, devem ser sempre interpretados no contexto da situação clínica e repetidos em 2-3 horas para confirmar a mionecrose por elevação consistente **(Newby et al.,2012).**Num estudo recente, a utilização de um algoritmo permitiu excluir ou não o enfarte do miocárdio em 77% dos doentes no espaço de uma hora. O enfarte do miocárdio foi excluído quando a troponina basal era inferior a 12 ng/L e o nível se alterou menos de 3 ng/L na hora seguinte. O enfarte do miocárdio foi diagnosticado quando a troponina basal era igual ou superior a 52 ng/L, ou quando a alteração numa hora era igual ou superior a 5 ng/L. Aumentos de CK-MB ou troponina >20% acima do nível medido no momento dos sintomas recorrentes indicam episódios de reinfarto.**(Lee e Goldman.,2000)**

Tratamento

1 Objectivos

1. Reduzir a morte cardiovascular prematura.

2. Prevenir complicações que, direta ou indiretamente, prejudicam o bem-estar funcional dos doentes, incluindo enfarte agudo não fatal e insuficiência cardíaca.

3. Manter ou restabelecer um nível de atividade, capacidade funcional e qualidade de vida satisfatório para o doente.

4. Eliminação total ou quase total dos sintomas isquémicos.

5. Minimizar o custo dos cuidados de saúde, nomeadamente através da eliminação dos efeitos adversos evitáveis dos testes e tratamentos e da prevenção dos internamentos hospitalares. **(Stephan et al.,2012)**

2 Componentes

1) Modificação dos factores de risco

Diretrizes da AHA/ACCF 2011 sobre prevenção secundária e redução de riscos. **(Smith et al., 2011)**

1. Atividade física

Para todos os doentes, 30 a 60 minutos de atividade aeróbica de intensidade moderada, como uma caminhada rápida, pelo menos 5 dias e, de preferência, 7 dias por semana.

2. Gestão do peso

O objetivo inicial da terapia de perda de peso é reduzir o peso corporal em 5% a 10% em relação à linha de base para atingir um índice de massa corporal entre 18,5 e 24,9 kg/m 2 e um perímetro da cintura <102 cm (40 polegadas) nos homens e <88 cm (35 polegadas) nas mulheres (menos para determinados grupos raciais).

3. Cessação do tabagismo

Deixar de fumar e evitar a exposição ao fumo do tabaco no local de trabalho e em casa.

4. Gestão da tensão arterial

Na pressão arterial ≥ 140/90 mmHg, terapia com medicamentos anti-hipertensivos em adição a, ou após um ensaio de modificações do estilo de vida.

5. Gestão da diabetes

Um objetivo de HbA 1c de ≤ 7% para doentes com uma curta duração de diabetes mellitus e uma longa esperança de vida.

6. Gestão dos factores psicológicos

Rastreio da depressão nos doentes com DAC e encaminhamento ou tratamento quando indicado.

7. Consumo de álcool

As mulheres não grávidas podem tomar 1 bebida (4 onças de vinho, 12 onças de cerveja ou 1 onça de bebidas espirituosas) por dia e os homens 1 ou 2 bebidas por dia, exceto se o álcool for contraindicado (como em doentes com antecedentes de abuso ou dependência de álcool ou com doença hepática).

8. Evitar a exposição à poluição atmosférica

Evitar a exposição ao aumento da poluição atmosférica para reduzir o risco de eventos cardiovasculares.

9. Dislipidemia

i Alterações do estilo de vida (reduzir o peso corporal excessivo, reduzir o consumo de álcool, reduzir o consumo de mono e dissacáridos, aumentar a atividade física habitual, reduzir a quantidade total de hidratos de carbono na dieta, utilizar suplementos de gordura polinsaturada n-3, substituir a gordura saturada por gordura mono ou polinsaturada) **(Zeljko et al., 2011)**

ii Em doentes com uma SCA, o tratamento com estatinas em doses elevadas tem de ser iniciado enquanto os doentes estão no hospital:

- Os níveis-alvo recomendados são <5 mmol/L (menos de ~190 mg/dL) para o colesterol plasmático total e <3 mmol/L (menos de ~115 mg/dL) para o colesterol LDL para indivíduos com risco baixo ou moderado.

- Em doentes com risco elevado de DCV, recomenda-se um objetivo de colesterol LDL <2,5 mmol/L (menos de ~100 mg/dL).

- Em doentes com risco muito elevado de DCV, o objetivo recomendado para o colesterol LDL é <1,8 mmol/L (menos de ~70 mg/dL) ou uma redução ≥ 50% do colesterol LDL quando o nível alvo não pode ser atingido. **(Joep et al.,2012)**

2) Tratamento de causas secundárias como:

a) Anemia

b) Taquiarritmias

c) Tirotoxicose

d) Hipóxia

Tratamento farmacológico

1. Angina de peito

ACC/AHA 2012 Guideline for the diagnosis and management of patients with stable ischemic heart disease (Diretrizes para o diagnóstico e gestão de doentes com doença cardíaca isquémica estável) **(Stephan et al., 2012)**

A) Terapia médica para alívio dos sintomas

1. Bloqueadores beta como terapia inicial para alívio dos sintomas.

2. Bloqueadores dos canais de cálcio ou nitratos de ação prolongada quando os bloqueadores beta são contra-indicados ou causam efeitos secundários inaceitáveis.

3. Bloqueadores dos canais de cálcio ou nitratos de ação prolongada, em combinação com beta-bloqueadores, quando o tratamento inicial com beta-bloqueadores não for bem sucedido.

4. Nitroglicerina sublingual ou nitroglicerina em spray para alívio imediato da angina.

5. Bloqueador dos canais de cálcio não dihidropiridínico de ação prolongada (verapamil ou diltiazem) em vez de um bloqueador beta como terapêutica inicial.

6. Ranolazina como substituto dos beta-bloqueadores se o tratamento inicial com beta-bloqueadores provocar efeitos secundários inaceitáveis ou for ineficaz ou se o tratamento inicial com beta-bloqueadores for contraindicado

7. Ranolazina em combinação com beta-bloqueadores quando o tratamento inicial com beta-bloqueadores não é bem sucedido em doentes com doença coronária.

8. A ivabradina é o primeiro agente específico de redução da frequência cardíaca seletivo para a corrente If, reduzindo a frequência cardíaca em concentrações que não afectam outras correntes iónicas cardíacas. A ivabradina não tem efeitos inotrópicos ou lusitrópicos negativos, preservando a contratilidade ventricular. A ivabradina reduz eficazmente a frequência cardíaca, melhora a capacidade de exercício e reduz o número de ataques de angina em doentes com angina de peito estável, com uma dose de 2,5-7,5 mg duas vezes por dia **(Sulfi e Timmis, 2006)**.

B) Terapia médica para prevenir enfarte e morte

1. Terapia antiplaquetária

A. Aspirina 75-162 mg por dia, indefinidamente, na ausência de contra-indicações.

B. Clopidogrel quando a aspirina está contra-indicada.

C. Aspirina 75-162 mg por dia e clopidogrel 75 mg por dia em determinados doentes de alto risco.

2. Terapia com bloqueadores beta

A. Betabloqueadores durante 3 anos em todos os doentes com função ventricular esquerda normal após enfarte ou SCA.

B. Bloqueadores beta em todos os doentes com FEVE ≤ 40% com insuficiência cardíaca ou enfarte do miocárdio prévio, exceto se contra-indicados. O uso deve ser limitado a (carvedilol, succinato de metoprolol ou bisoprolol), que demonstraram reduzir o risco de morte.

3. Terapêutica com bloqueadores da renina-angiotensina-aldosterona

A. Inibidores da ECA em todos os doentes com hipertensão, diabetes mellitus, fração de ejeção do VE ≤ 40% ou doença renal crónica, salvo contraindicação.

B. BRAs para doentes com hipertensão, diabetes mellitus, disfunção sistólica do VE ou doença renal crónica e que tenham indicações para inibidores da ECA, mas sejam intolerantes aos mesmos.

4. As estatinas são a primeira escolha para o controlo dos lípidos, com o objetivo de reduzir o LDL <100 mg/dL (ou idealmente <70 mg/dL), **(Baigent et al.,2010)**.As propriedades anti-isquémicas e anti-anginosas das estatinas reforçam o seu papel como um componente crucial da terapia médica ideal para a DAC. Estas incluem a melhoria da função endotelial, o aumento da resposta vasodilatadora isquémica, a modulação da inflamação e a proteção contra a lesão de isquemia-reperfusão **(Joel e Prakash.,2011)**.O benefício das estatinas na mortalidade e morbilidade no tratamento da DAC está bem estabelecido, uma vez que reduz o risco de enfarte em 27% e a mortalidade global em 7% **(Mills et al.,2008**As estatinas podem ser lipofílicas (lovastatina, sinvastatina, atorvastatina) ou hidrofílicas (pravastatina, rosuvastatina). Todas as estatinas podem resultar em níveis elevados de CK, mas a sinvastatina tem sido particularmente associada a miopatia **(Jane et al., 2010).**

2. Gestão da SCA-NST

Diretrizes ACCF/AHA 2012 para a gestão de doentes com angina instável/enfarte do miocárdio sem supressão de ST. **(Anderson et al., 2013)**

1. O 2 (se SaO 2 <90%). I-B

2. Repouso na cama/cadeira com monitorização contínua do ECG. I-C

3. Nitroglicerina sublingual (0,4 mg a cada 5 minutos, até três doses). I-C

4. Sulfato de morfina IV em caso de desconforto torácico isquémico não controlado apesar da NTG, desde que seja utilizada terapêutica adicional para controlar a isquemia subjacente. IIa-B

5. Nitratos IV para isquémia persistente, insuficiência cardíaca ou hipertensão. I-B

6. Betabloqueadores por via oral se não houver sinais de insuficiência cardíaca aguda ou estado de baixo débito, risco aumentado de choque cardiogénico, intervalo PR >0,24 s, 2° ou 3° bloqueio AV, asma ativa ou doença reactiva das vias respiratórias.I-B

7. Bloqueadores dos canais de cálcio não dihidropiridínicos na isquémia recorrente, sem disfunção do VE e com contraindicação de beta-bloqueadores .I-B

8. IECA em FEVE <40% ou congestão pulmonar. I-A

9. BRA em caso de FEVE <40% ou congestão pulmonar e intolerância aos IECA.IA

Terapia antitrombótica

Diretrizes da ESC de 2015 para a gestão de síndromes coronárias agudas em doentes que se apresentam sem elevação persistente do segmento ST. **(Marco et al., 2015)**

A) Terapia antiplaquetária

1. A aspirina é recomendada para todos os doentes sem contraindicação numa dose inicial de 150-300 mg e numa dose de manutenção de 75-150 mg/dia.

2. Recomenda-se a utilização de um inibidor P2Y12, para além da aspirina, durante 12 meses, exceto se houver contra-indicações, como o risco excessivo de

sangra.

- Ticagrelor (180 mg em dose de ataque, 90 mg duas vezes por dia) .
- Prasugrel (60 mg dose de carga, 10 mg dose diária)
- Clopidogrel (300-600 mg dose de carga, 75 mg dose diária) .

3. Os inibidores da GP IIb/IIIa durante a ICP devem ser considerados para situações de resgate ou complicações trombóticas

B) Anticoagulação

1. O fondaparinux (2,5 mg s.c. por dia) é recomendado como tendo o perfil de eficácia-

segurança mais favorável, independentemente da estratégia de tratamento.

2. A bivalirudina (0,75 mg/kg i.v. em bolus, seguido de 1,75 mg/kg/h até 4 h após o procedimento) é recomendada como alternativa à HNF mais inibidores da GPIIb/IIIa durante a ICP.

3. A HNF 70-100 UI/kg i.v. (50-70 UI/kg se concomitante com inibidores da GPIIb/IIIa) é recomendada em doentes submetidos a ICP que não receberam qualquer anticoagulante.

4. A enoxaparina (1 mg/kg s.c. duas vezes por dia) ou a HNF são recomendadas quando o fondaparinux não está disponível.

ICP em SCAs NSTE

O cateterismo cardíaco com ICP é a abordagem recomendada para pacientes instáveis e para pacientes estáveis com altos escores de avaliação de risco, diabetes ou insuficiência renal, colocação de stent nos últimos 6 meses ou cirurgia de bypass prévia. **(Veauthier et al., 2015)**

3. Gestão de STEMI

A abordagem inicial para o tratamento é o cateterismo cardíaco com intervenção coronária percutânea primária (ICPP) para reperfusão da artéria bloqueada; a ICPP deve ter lugar no prazo de 90 minutos após o primeiro contacto médico. No entanto, se não houver contra-indicações, a terapia fibrinolítica é preferível se a ICP demorar mais de 90 minutos. **(Veauthier et al., 2015)**

Agentes fibrinolíticos

1) Agentes específicos da fibrina

A) Tenecteplase (TNK-tPA) Bólus IV único com base no peso.

B) Reteplase (rPA) 10 U + 10 U em bolus IV com 30 minutos de intervalo.

C) Alteplase (tPA) infusão de 90 minutos com base no peso.

2) Agentes não específicos da fibrina

Estreptoquinase 1,5 milhões de unidades IV administradas durante 30-60min.

Todos os pacientes devem receber aspirina (a menos que haja verdadeira alergia à aspirina), inibidor P2Y 12, como clopidogrel, ticagrelor (especialmente para ICP) ou prasugrel (especialmente para ICP), e um agente antitrombina (enoxaparina ou heparina não fracionada ou bivalirudina ou fondaparinux. **.(O'Gara et al.,2013)**

PPCI

A ICP primária (ICPP) é definida como angioplastia e/ou stent sem terapia fibrinolítica prévia ou concomitante, e é a opção terapêutica preferencial quando pode ser realizada por uma equipa experiente. Menores taxas de mortalidade entre pacientes submetidos à ICPP são observadas em centros com alto volume de procedimentos de ICP **(Canto et al., 2000)**.

Indicações de ICPP no STEMI

Diretriz ACCF/AHA 2013 para o tratamento do enfarte do miocárdio com elevação do segmento ST **(O'Gara et al., 2013)**

1. Sintomas isquémicos <12 h. I- A
2. Sintomas isquémicos <12 h e contra-indicações para terapêutica fibrinolítica, independentemente do tempo de atraso em relação à CVP. I -B
3. Choque cardiogénico ou IC aguda grave, independentemente do tempo decorrido desde o início do enfarte. I- B
4. Evidência de isquémia contínua 12 a 24 horas após o início dos sintomas. IIa - B
5. ICP de uma artéria não-infarto no momento da ICP primária em pacientes sem comprometimento hemodinâmico. IIb -.B

A ICP é preferível à fibrinólise se**: (O'Gara et al.,2013)**

1. A ICP pode ser realizada com um atraso <120 minutos entre o primeiro contacto médico e o balão.
2. Choque cardiogénico ou insuficiência cardíaca grave.
3. Início dos sintomas nas 12-24 horas anteriores e isquémia em curso.
4. Contra-indicações à fibrinólise ou diagnóstico de STEMI em dúvida.

REVASCULARIZAÇÃO DO MIOCÁRDIO

Os primeiros ensaios de cirurgia de revascularização do miocárdio (CABG) versus terapêutica médica em doentes com angina crónica estável foram realizados nas décadas de 1970 e 1980, o ensaio europeu **(Varnauskas E., 1988)** e o ensaio VA Coronary Artery Bypass

Surgery Cooperative Study **(Peter Peduzzi, 1992).**); ambos os ensaios relataram que, apesar dos grandes avanços na terapêutica médica (especialmente na terapêutica antiplaquetária e hipolipemiante) e nas técnicas cirúrgicas (incluindo a utilização da artéria mamária interna), o alívio sintomático foi melhor com a CABG; no entanto, não foi observada qualquer diferença global na sobrevivência ou na ausência de enfarte do miocárdio com a CABG versus a terapêutica médica, exceto em doentes com:

- Doença do tronco da coroa esquerda (ensaio VA).
- Doença multiarterial mais disfunção do VE mas não insuficiência cardíaca manifesta (35% < FEVE <50%) (ensaios VA e CASS).
- Provável doença da ADA proximal em conjunto com doença multiarterial (ensaio europeu).

Tratamento da angina refractária

Angina de peito refractária (RAP), definida como angina refractária à terapêutica médica máxima e aos procedimentos de revascularização coronária padrão **(Manchanda et al., 2011).**

A. Terapia médica óptima .

Definido no ensaio COURAGE. **(Boden et al.,2007)**

1. Aspirina 81 mg/325 mg .
2. Plavix 75 mg se não puder utilizar aspirina .
3. Betabloqueador de ação prolongada isolado ou terapia combinada.
4. Bloqueador dos canais de cálcio.
5. Nitratos .
6. Inibidor da ECA/bloqueador dos receptores da angiotensina.
7. Redução agressiva do colesterol LDL para 65-80 mg/dL
8. Objetivo de colesterol HDL para > 40 mg/dL .
9. Nível alvo de TG para < 150 mg/dL } com exercício, niacina, fibratos ou combinação.

B. Novos agentes farmacológicos

Ranolazina , Ivabradina, Nicorandil, Alopurinol .**(Manchanda et al.,2011)**

C. Tratamentos não farmacológicos

As opções não farmacológicas actuais para os doentes com RAP incluem a neuroestimulação (estimulação eléctrica nervosa transcutânea e estimulação da medula espinal), a terapia de contrapulsação externa melhorada (EECP) **(Manchanda e Soran.,2007)**, a revascularização por laser, a terapia genética e os procedimentos de intervenção mais recentes, como a arterialização venosa coronária percutânea in situ e o bypass coronário percutâneo in situ. **(Manchanda et al.,2011)**

Capítulo (2)

Cirurgia de bypass da artéria coronária

Introdução

A cirurgia de revascularização do miocárdio (CRM) é uma das estratégias de revascularização mais eficazes para pacientes com doença arterial coronária obstrutiva. A revascularização arterial total utilizando uma ou ambas as artérias torácicas internas e radiais demonstrou melhorar os resultados iniciais e reduzir a morbilidade cardiovascular a longo prazo. Embora a cirurgia de revascularização do miocárdio tenha evoluído de um procedimento experimental no início dos anos 1900 para se tornar um dos procedimentos cirúrgicos mais realizados, ainda existe uma variação significativa nas estratégias de enxerto entre os cirurgiões **(Brian e Sean.,2013).**A cirurgia de revascularização do miocárdio é a principal modalidade de revascularização no tratamento dos pacientes com doença arterial coronária multivaso. **(Bassiri et al.,2011)**

História

Já se passaram quase 40 anos desde a introdução da cirurgia de revascularização miocárdica em humanos. Alexis Carrel (1910) tentou a primeira CRM em animais e G. Murray (1954) conseguiu realizar uma CRM experimental usando a artéria mamária interna (IMA). A primeira cirurgia de revascularização do miocárdio com a artéria mamária interna em humanos foi realizada por R. Goetz, utilizando a técnica sem sutura, em 1960. V. Kolessov (1964) realizou a primeira cirurgia de revascularização do miocárdio com sutura utilizando a AIM. De 1962 a 1967, a cirurgia de revascularização miocárdica em humanos usando enxertos de veia safena autógena foi realizada por D.

Sabiston (1962). H. Garrett (1964), D. Kahn (1966) , e R.

Favaloro (1967). O enxerto de veia safena tornou-se a técnica mais comum de revascularização do miocárdio nas duas décadas seguintes. **(Endo M.,2000)**

Indicações

Diretrizes da Sociedade Europeia de Cardiologia (ESC) e da Associação Europeia de Cirurgia Cardio-Torácica (EACTS) para a revascularização do miocárdio na SCAD. **(Stephan et al.,2014)**

Recomenda-se uma abordagem de equipa cardíaca para a revascularização em doentes com tronco comum não protegido, doença de 2-3 vasos, diabetes ou comorbilidades.

Classe I

1. Doença do tronco da coronária esquerda com estenose >50%[a]. (Nível de Evidência: A)

2. Doença de um vaso com estenose da ADA proximal >50%[a]. (Nível de Evidência: A)

3. Doença de dois ou três vasos com estenose > 50% com função ventricular esquerda comprometida FEVE <40%)[a]. (Nível de Evidência: A)

4. Grande área de isquemia (>10% do VE). (Nível de Evidência: B)

5. Única artéria coronária pérvia remanescente com estenose >50%[a]. (Nível de Evidência: C)

6. Qualquer estenose coronária >50%[a] na presença de angina limitante ou equivalente à angina, não responsiva à terapia médica. (Nível de Evidência: A)

a

Com isquémia documentada ou FFR < 0,80 para estenose de diâmetro < 90%.

Recomendações de CABG de acordo com a extensão da DAC

As recomendações para o tipo de revascularização (CRM ou ICP) em pacientes com SCAD com anatomia coronária adequada para ambos os procedimentos e baixa mortalidade cirúrgica prevista são mostradas na tabela(1).**(Stephan et al.,2014)**.

Tabela(I) Recomendações de CRM versus ICP

Recomendação de acordo com a extensão da DAC	**REVASCULARIZAÇÃO DO MIOCÁRDIO**		**PCI**	
	Classe	nível	Classe	nível
Doença de um ou dois vasos sem estenose proximal da ADA.	**IIb**	**C**	**I**	**C**
Doença de um vaso com estenose proximal da ADA.	**I**	**A**	**I**	**A**
Doença de dois vasos com estenose proximal da ADA.	**I**	**B**	**I**	**C**
Doença do tronco da coroa esquerda com uma pontuação SYNTAX <22.	**I**	**B**	**I**	**B**
Doença do tronco da coroa esquerda com uma pontuação SYNTAX	**I**	**B**	**IIa**	**B**

de 23-32.				
Doença do tronco da coroa esquerda com uma pontuação SYNTAX >32.	I	B	III	B
Doença de três vasos com uma pontuação SYNTAX de 22.	I	A	I	B
Doença de três vasos com uma pontuação SYNTAX de 23-32.	I	A	III	B
Doença de três vasos com uma pontuação SYNTAX >32.	I	A	III	B

CABG: cirurgia de revascularização do miocárdio. **DAE**: artéria coronária descendente anterior esquerda

ICP: intervenção coronária percutânea. **DAC**: doença arterial coronária estável

Recomendações de cirurgia de revascularização do miocárdio em doentes com insuficiência cardíaca crónica e fração de ejeção *<35%*

Classe1

1. A cirurgia de revascularização do miocárdio é recomendada para doentes com insuficiência cardíaca crónica com estenose significativa do TCE e equivalente do TCE com estenose proximal de ambas as artérias LAD e LCx (nível de evidência: C).

2. A cirurgia de revascularização do miocárdio é recomendada para doentes com insuficiência cardíaca crónica, com estenose significativa da artéria LAD e doença multiarterial, para reduzir a morte e a hospitalização por causas cardiovasculares. (nível de evidência:B)

Classe IIa

1. A aneurismectomia do VE durante a cirurgia de revascularização do miocárdio deve ser considerada em pacientes com um grande aneurisma do VE, se houver risco de rutura, formação de grandes trombos ou se o aneurisma for a origem de arritmias.(nível de evidência:C)

Classe IIb

1. A cirurgia de revascularização miocárdica com restauração ventricular cirúrgica pode ser considerada em pacientes com cicatriz no território da ADA, especialmente se um índice pós-operatório de VSVE < 70 mL/m^2 puder ser previsivelmente alcançado. (nível de evidência: B)

Recomendações para cirurgia de revascularização do miocárdio em pacientes com síndromes coronárias agudas

Classe I

2. A CRM de emergência é recomendada para pacientes com choque cardiogénico se a anatomia coronária não for passível de ICP. (nível de evidência:B)

3. A cirurgia de emergência para complicações mecânicas do enfarte agudo do miocárdio está indicada em caso de instabilidade hemodinâmica. (nível de evidência:C)

Recomendações para a cirurgia de revascularização do miocárdio em doentes com diabetes

Classe I

1. A cirurgia de revascularização do miocárdio é recomendada em detrimento da angioplastia em doentes diabéticos com doença coronária multivaso estável e com um risco cirúrgico aceitável (nível de evidência: A).

Recomendações para a cirurgia de revascularização do miocárdio em doentes com doença renal crónica moderada ou grave

Classe IIa

1. A CABG deve ser considerada em detrimento da ICP em doentes com doença renal moderada ou grave, com doença coronária multivaso e sintomas/isquémia, cujo perfil de risco cirúrgico seja aceitável e a esperança de vida seja superior a 1 ano. (nível de evidência:B)

Recomendações de cirurgia de revascularização do miocárdio para intervenções valvulares e coronárias combinadas

Classe I

1. A cirurgia de revascularização do miocárdio é recomendada em doentes com indicação primária para cirurgia da válvula aórtica/mitral e estenose do diâmetro da artéria coronária >70% num vaso epicárdico principal.

Classe IIa

1. A cirurgia de revascularização do miocárdio deve ser considerada em doentes com indicação primária para cirurgia da válvula aórtica/mitral e estenose do diâmetro da artéria coronária de 50-70% num vaso epicárdico principal.

Contra-indicações

A CABG electiva não é recomendada em doentes com enfarte do miocárdio de onda Q totalmente desenvolvido e sem outros sintomas/sinais de isquemia ou evidência de viabilidade no território relacionado com o enfarte **(William et al.,2010),** por outro lado, a 2011 ACCF/AHA Guideline for Coronary Artery Bypass Graft Surgery **(David et al.,2011),** referiu que a CABG não deve ser realizada nas seguintes condições.

1) A cirurgia de revascularização do miocárdio ou a angioplastia não devem ser realizadas com a intenção primária ou única de melhorar a sobrevida em pacientes com DICSS com uma ou mais estenoses coronárias que não sejam anatómica ou funcionalmente significativas (por exemplo, estenose do tronco da artéria coronária não esquerda com diâmetro <70%, reserva de fluxo fraccionada >0,80, isquemia inexistente ou apenas ligeira em testes não invasivos), que envolvam apenas a artéria circunflexa esquerda ou a artéria coronária direita, ou que subtendam apenas uma pequena área de miocárdio viável. (Nível de Evidência: B)

2) A cirurgia de revascularização miocárdica ou a ICP para melhorar os sintomas não devem ser realizadas em pacientes que não preencham os critérios anatómicos (≥50% de estenose do tronco da coronária esquerda ou ≥70% de estenose do tronco não esquerdo) ou fisiológicos (por exemplo, reserva de fluxo fracionada anormal) para revascularização. (Nível de Evidência: C)

3) A cirurgia de revascularização miocárdica de emergência não deve ser realizada em pacientes com angina persistente e uma pequena área de miocárdio viável que estejam estáveis hemodinamicamente. (Nível de Evidência: C)

4) A CRM de emergência não deve ser realizada em pacientes sem refluxo (reperfusão epicárdica bem-sucedida com reperfusão microvascular malsucedida). (Nível de Evidência: C)

5) A cirurgia de revascularização miocárdica não deve ser realizada em pacientes com taquicardia ventricular com cicatriz e sem evidência de isquemia. (Nível de Evidência: C)

6) A CRM de emergência não deve ser realizada após ICP falhada na ausência de isquemia ou ameaça de oclusão. (Nível de Evidência: C)

7) A CRM de emergência não deve ser realizada após ICP falhada se a revascularização for impossível devido à anatomia alvo ou a um estado de norefluxo. (Nível de Evidência: C)

Técnica de revascularização do miocárdio

A cirurgia de revascularização miocárdica tradicional é realizada através de uma incisão de esternotomia mediana, utilizando circulação extracorpórea (CEC). A preservação do miocárdio é normalmente assegurada por paragem cardioplégica. O procedimento envolve o desvio dos bloqueios coronários com uma variedade de condutos. A artéria torácica interna (ou mamária) esquerda (AMIE) é geralmente usada como um enxerto pediculado para a DAE e é suplementada por enxertos de veia safena interpostos entre a aorta e as artérias coronárias **(Bitondo et al.,2002).** Figura(1)

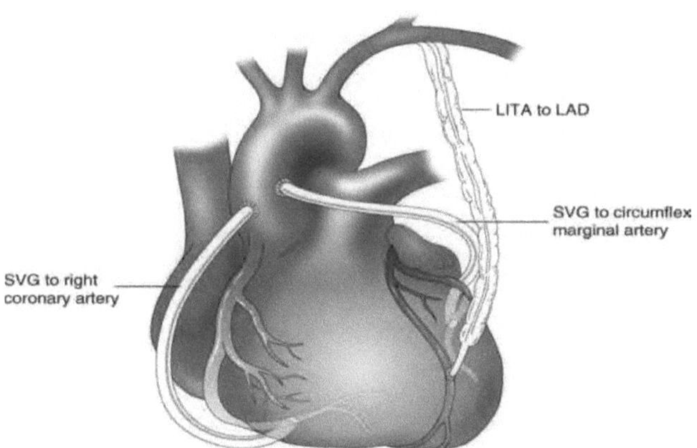

Figura (1) Cirurgia de revascularização do miocárdio. Foi colocada uma artéria mamária interna esquerda (AMIE) para a artéria descendente anterior esquerda (DAE) com enxertos de veia safena aortocoronária (VSG) para as artérias circunflexa marginal e coronária direita. **(Bitondo et al.,2002)**

Cuidados pós-operatórios

2011 ACCF/AHA Guideline for Coronary Artery Bypass Graft Surgery A Report of the American College of Cardiology Foundation/American

Associação do Coração **. (David et al.,2011)**

Monitorização electrocardiográfica

A monitorização contínua do eletrocardiograma para deteção de arritmias e monitorização do segmento ST deve ser realizada durante pelo menos 48 horas em todos os doentes após CABG. **(Drew et al.,2006)**

Terapia antiplaquetária pós-operatória

Se a aspirina (100 mg a 325 mg diários) não tiver sido iniciada no pré-operatório, deve ser iniciada no prazo de 6 horas após a cirurgia e continuada indefinidamente para reduzir a ocorrência de encerramento da veia safena magna e de eventos cardiovasculares adversos **(Mangano.,2002)** , para doentes submetidos a cirurgia de revascularização do miocárdio, o clopidogrel 75 mg diários é uma alternativa razoável em doentes intolerantes ou alérgicos à aspirina.

Bloqueadores beta

Os beta-bloqueadores devem ser administrados por pelo menos 24 horas antes da CRM e reinstituídos o mais rápido possível após a CRM em todos os pacientes sem contra-indicações para reduzir a incidência ou as sequelas clínicas da FA.**(Fuster et al.,2011)**

O uso pré-operatório de betabloqueadores em pacientes sem contra-indicações, particularmente naqueles com FEVE maior que 30%, pode ser eficaz na redução do risco de mortalidade intra-hospitalar **(Ferguson et al.,2002).**Os betabloqueadores podem ser eficazes na redução da incidência de isquemia miocárdica perioperatória.**(Wiesbauer et al.,2007),** além disso, os betabloqueadores devem ser prescritos a todos os pacientes de revascularização do miocárdio sem contra-indicações no momento da alta hospitalar.

Inibidores da ECA/ARBs

Os inibidores da ECA e os BRA administrados antes da CABG podem ser iniciados no pós-operatório e continuados indefinidamente em doentes submetidos a CABG que não estavam a recebê-los no pré-operatório, que estão estáveis e que têm uma FEVE inferior ou igual a 40%, hipertensão, diabetes mellitus ou DRC, exceto se contra-indicados. **(Goyal et al., 2007)**

Gestão da hiperlipidemia

Todos os pacientes submetidos à cirurgia de revascularização do miocárdio devem receber terapia com estatina, a menos que haja contraindicação **(Pan et al.,2004**Em doentes submetidos a cirurgia de revascularização do miocárdio, deve ser utilizada uma dose adequada de estatina para reduzir o colesterol LDL para menos de 100 mg/dL e para conseguir uma redução de pelo menos 30% do colesterol LDL e para reduzir o colesterol LDL para menos de 70 mg/dL em doentes de muito alto risco **(Cannon et al.,2006)**.Para doentes submetidos a cirurgia de revascularização do miocárdio urgente ou de emergência que não estejam a tomar uma estatina, é razoável iniciar imediatamente a terapêutica com estatinas em doses elevadas. **(FDA Safety Alert.,2011)**

Controlo glicémico

O uso de insulina intravenosa contínua para atingir e manter uma concentração de glicose no sangue no pós-operatório precoce menor ou igual a 180 mg/dL, evitando a hipoglicemia, é indicado para reduzir a incidência de eventos adversos, incluindo infeção profunda da ferida esternal após a cirurgia de revascularização do miocárdio.

(Furnary et al.,2003)

Terapia hormonal

A terapia hormonal pós-menopausa (estrogénio/progesterona) não deve ser administrada a mulheres submetidas a cirurgia de revascularização miocárdica.

(Ouyang et al.,2006)

Cessação do tabagismo

Todos os fumadores devem receber aconselhamento educativo no hospital e ser-lhes oferecida terapia de cessação tabágica durante a hospitalização para revascularização do miocárdio.**(Smith e Burgess.,2009)**

Disfunção emocional e considerações psicossociais

A terapia cognitivo-comportamental ou os cuidados colaborativos para pacientes com depressão clínica após a CRM podem ser benéficos para reduzir as medidas objectivas de depressão. **(Rollman et al.,2009)**

Reabilitação cardíaca

A reabilitação cardíaca é recomendada para todos os doentes elegíveis após

REVASCULARIZAÇÃO DO MIOCÁRDIO. **(Thomas et al.,2007)**

Disfunção Miocárdica Perioperatória

O BIA deve ser considerado quando os pacientes não respondem a combinações de drogas inotrópicas em doses moderadamente altas, como epinefrina e milrinona. O BIA aumenta o desempenho cardíaco principalmente através da redução da pós-carga e do aumento da pressão diastólica sistémica, aumentando assim a pressão de perfusão da artéria coronária. A terapia com BIA deve ser considerada mais cedo do que mais tarde e pode ser instituída rapidamente à beira do leito por meio de uma técnica percutânea. As suas principais contra-indicações são a insuficiência aórtica e a doença oclusiva aorto-ilíaca. As complicações e efeitos adversos incluem o consumo de plaquetas, sepsis do cateter e complicações isquémicas dos membros inferiores. **(Dietl et al., 1996)**

Na ausência de doença oclusiva aorto-ilíaca grave e sintomática ou de DAP, a inserção de um balão intra-aórtico é razoável para reduzir a taxa de mortalidade em pacientes submetidos a CRM considerados de alto risco (por exemplo, aqueles submetidos a reoperação ou com FEVE <30% ou DAC de tronco de coronária esquerda). **(Santa-Cruz et al.,2006)**

Arritmias

A FA imediatamente após a cirurgia de revascularização do miocárdio, que ocorre em 20% a 50% dos doentes, é frequentemente difícil de gerir e está associada a um risco substancialmente aumentado de morbilidade (particularmente eventos embólicos incapacitantes) e mortalidade. Um estudo prospetivo observacional de 1878 indivíduos consecutivos submetidos a cirurgia de revascularização do miocárdio notou que a FA pós-cirurgia de revascularização do miocárdio estava associada a um risco 4 vezes maior de acidente vascular cerebral embólico incapacitante e a um risco 3 vezes maior de morte relacionada com o coração **(Mariscalco et al., 2008).**

Os beta-bloqueadores devem ser administrados durante pelo menos 24 horas antes da cirurgia de revascularização do miocárdio e reinstituídos o mais rapidamente possível após a cirurgia de revascularização do miocárdio em todos os doentes sem contra-indicações para reduzir a incidência ou as sequelas clínicas da FA(**Fuster et al.,2011)**

A digoxina e os bloqueadores dos canais de cálcio não dihidropiridínicos podem ser úteis para controlar a frequência ventricular no contexto da FA, mas não são indicados para profilaxia. **(Andrews et al.,1991)** A administração pré-operatória de amiodarona para reduzir a incidência de FA pós-operatória é razoável para pacientes com alto risco de FA pós-operatória que têm contra-indicações para betabloqueadores. **(Daoud et al.,1997)**

Capítulo (3)

Infarto do miocárdio perioperatório

Definição

O enfarte do miocárdio associado à cirurgia de revascularização do miocárdio (tipo 5) é arbitrariamente definido pela elevação dos valores dos biomarcadores cardíacos >10 × URL do percentil 99 em doentes com valores basais normais de Tnc (≤ URL do percentil 99). Além disso, ou (i) novas ondas Q patológicas ou novo LBBB, ou (ii) novo enxerto documentado angiograficamente ou nova oclusão da artéria coronária nativa, ou (iii) evidência de imagem de nova perda de miocárdio viável ou nova anormalidade regional de movimento da parede.**(Thygesen et al., 2012)**

Incidência

Aproximadamente 1 milhão de pacientes são submetidos a cirurgia cardíaca por ano em todo o mundo, e 7% a 15% deles sofrerão de um enfarte do miocárdio pós-operatório (PMI), principalmente devido à falha precoce do enxerto **(Dianne et al., 2015).**

Preditores

O estudo **PREVENT IV** incluiu 3.014 pacientes submetidos a cirurgia de revascularização do miocárdio. O seguimento angiográfico e clínico de 2 anos foi completo para 1.920 e 2.956 pacientes, respetivamente. Os factores de risco intra-operatórios para enfarte perioperatório foram tempos prolongados de circulação extracorpórea ou de pinçamento aórtico, isquemia miocárdica perioperatória e revascularização inadequada.Outros factores de risco bem estabelecidos para o enfarte perioperatório incluem a idade, doença do tronco da artéria coronária esquerda e doença de três vasos, função ventricular esquerda comprometida, angina instável, enfarte recente e operações de emergência. **(Yau et al.,2008)**

Além disso, a lesão de reperfusão que ocorre com a restauração do fluxo sanguíneo para o tecido isquémico está associada à morte e apoptose das células do miocárdio e à lesão microvascular. Três a 20% dos pacientes apresentam IM associado à lesão de reperfusão após a CRM **(Mangano et al., 2006).**

Tratamento

Todas as causas de taquicardia, hipertensão, hipotensão, anemia e dor devem ser tratadas de forma agressiva. O tratamento da taquicardia associada à hipotensão é particularmente desafiador e requer uma compreensão da fisiologia miocárdica, valvular e coronariana basal e pós-operatória do paciente. Frequentemente, são necessários vasopressores para manter a pressão arterial e β-bloqueadores para abrandar a frequência cardíaca, ao mesmo tempo que se controla o volume sanguíneo, a dor pós-operatória e a função respiratória.**(Giora et al.,2009)**

Os anticoagulantes ou os antagonistas da glicoproteína IIb/IIIa raramente são indicados no pós-operatório imediato e são perigosos devido ao risco de hemorragia, a menos que ocorra elevação do segmento ST ou choque cardiogénico intratável (**Berger et al., 2001).**

A angiografia perioperatória é recomendada em casos de suspeita de isquémia do miocárdio para detetar a sua causa e ajudar a decidir sobre o tratamento adequado **(Zhao et al., 2009).**

Na falência precoce do enxerto no pós-operatório, a ICP de emergência pode limitar a extensão do enfarte do miocárdio em comparação com uma nova cirurgia. O alvo da ICP é o corpo do vaso nativo ou o enxerto de LIMA, enquanto o enxerto de veia safena agudamente ocluído (SVG) e a anastomose devem ser evitados devido a preocupações com embolização ou perfuração.A reoperação deve ser favorecida se a anatomia não for adequada para ICP, ou se vários enxertos importantes estiverem ocluídos.**(Laflamme et al.,2012)**

Resultado

O enfarte do miocárdio após cirurgia de revascularização do miocárdio foi associado a um aumento significativo do tempo de internamento na unidade de cuidados intensivos, do tempo de internamento hospitalar e dos custos globais, o que contribuiu para maiores custos hospitalares e de serviços médicos **(Chen et al., 2007)**. **(Steur et al., 2005)**

Além disso, **Bordalo et al.,2011** relataram que o IM periperatório apresenta hiperatividade adrenérgica que influencia significativamente o perfil disrítmico pós-operatório e aumenta a incidência de arritmias após a CRM.(**Bordalo et al.,2011)**.O IM perioperatório também afecta negativamente a qualidade de vida relacionada com a saúde após a CRM **(Jarvinen et al.,2004)**. Finalmente, o enfarte perioperatório aumenta a mortalidade aos 30 dias **(Jarvinen et al., 2014).**

DOENTES E MÉTODOS

Conceção do estudo

Este estudo prospetivo, observacional e transversal envolveu 250 doentes consecutivos programados para cirurgia de revascularização do miocárdio, realizado no Instituto Nacional do Coração, Cairo, Egito, e no Hospital Universitário de Benha, Benha, Egito, no período de novembro de 2013 a maio de 2014. Todos os pacientes assinaram um consentimento informado e o estudo foi aprovado pelo comité de ética local: Pacientes com indicação de cirurgia de revascularização do miocárdio isolada: Pacientes submetidos à cirurgia de revascularização miocárdica associada à troca valvar ou aneurismectomia.

Avaliação de base

1) Revisão da história clínica:

Estes incluíam dados demográficos (idade, sexo), factores de risco de DAC (tabagismo, diabetes, hipertensão, dislipidemia e história familiar de DAC, história de ataques isquémicos anteriores ou revascularização coronária (ICP ou CABG), história de comorbilidades.

2) Exame físico:

a) Sinais vitais (pulso-BP-Tempratura-RR).

b) Exame geral.

c) Exame cardíaco.

3) ECG de 12 derivações :

Esta foi analisada com especial atenção para a deteção de critérios electrocardiográficos de enfarte antes e imediatamente após a cirurgia de revascularização miocárdica (onda Q patológica ou novo BCRE, > 1 mm de elevação do segmento ST exceto em V2-V3 (> 2 mm de elevação), depois a cada 12 horas ou na ocorrência de arritmias, na alta e após um mês.

4) Investigação laboratorial:

A-Marcadores cardíacos (CK, CK-MB e CTnI)

B-Contagem sanguínea **completa**.

C- Testes de função hepática e renal.

5) Ecocardiografia:

Utilizando o aparelho General Electric System Vivid-3 com sonda de (2,5-5) MHZ. O ecocardiograma foi efectuado com o doente a respirar tranquilamente e deitado em posição supina ou lateral esquerda.

Uma avaliação ecocardiográfica transtorácica foi realizada em todos os pacientes após a CRM na Unidade de Terapia Intensiva e na enfermaria após a alta, com ênfase especial na fração de ejeção do ventrículo esquerdo, índice de movimento da parede e se há regurgitação mitral significativa. Todas as incidências padrão foram obtidas de acordo com as recomendações da Sociedade Americana de Ecocardiografia. **(Schiller et al.,1989)**

-Foram obtidas as seguintes medidas:

1. Volume diastólico final do VE (VDFVE): Normalmente é de 95±18 mL
2. Volume sistólico final do VE (VSVE): Normalmente é de 39±11 mL
3. A FEVE foi medida utilizando o método de Simpson modificado **(Otterstad et al., 1997).**
4. Anomalias segmentares do movimento da parede em repouso (RSWMA).

De acordo com os critérios da Sociedade Americana de Ecocardiografia, o VE foi dividido em 17 segmentos, cada segmento foi avaliado quanto à presença de hipocinesia (movimento fraco), acinesia (movimento ausente), discinesia (movimento na direção oposta aos segmentos normais) ou dilatação aneurismática.

5. Regurgitação mitral.

6) Angiografia coronária

Dados completos da angiografia coronária (número de vasos doentes, doença LM, tipo de lesão, % de estenose do diâmetro e comprimento da lesão).

7) Ensaio de biomarcadores

Ensaio de troponina I Siemens Dimension RxL com URL de percentil 99 de 70 ng/l. Os doentes tinham por rotina a medição de hs-TnI 12-24 horas antes e depois da cirurgia **(Apple e Collinson .,2012)**

O ponto de corte para o aumento da hs-TnI para detetar enfarte perioperatório foi pré-especificado: >10 vezes o URL do percentil 99 (ou seja, 700 ng/l); Para doentes com troponinas de base estáveis. Em doentes com troponinas basais estáveis elevadas, um aumento significativo da hs-TnI exigia a

hs-TnI pós-operatório acima do ponto de corte, e também um aumento de 20% em relação ao nível pré-operatório. **(Wang et al.,2013)**

Objectivos do estudo

A) Incidência de enfarte do miocárdio perioperatório.

B) Evolução clínica em doentes com enfarte perioperatório (no hospital e a 30 dias).

Definições do estudo

1) Enfarte do miocárdio perioperatório:

O enfarte do miocárdio (tipo 5) após a cirurgia de revascularização do miocárdio foi identificado por biomarcadores cardíacos (com preferência para as troponinas) que aumentaram >10 vezes 99% o limite superior de referência (LSR) em relação a um nível pré-operatório normal; mais novas ondas Q patológicas ou novo bloqueio do ramo esquerdo (BRE) e/ou evidência imagiológica ou angiográfica de nova oclusão de vasos nativos ou enxertos, nova anomalia regional do movimento da parede ou perda de miocárdio viável. **(Thygesen et al., 2012).**

2) EuroScore para mortalidade operatória :

- O Euroscore aditivo para a mortalidade operatória foi calculado para cada paciente, Tabela (2) (**Nashef et al., 1999**).

Quadro(2) EuroScore

Factores de risco	Definição	Pontuação
Factores relacionados com o doente		
Idade	Por 5 anos ou fração (>60 anos)	1
Sexo	Feminino	1
Doença pulmonar crónica	Utilização prolongada de broncodilatadores ou esteróides para doenças pulmonares	1
	Qualquer uma ou mais das seguintes situações: claudicação, oclusão carotídea >50%	2
Extracardíaco	de estenose, intervenção anterior ou planeada no	
arteriopatia	aorta abdominal, artérias dos membros ou artérias carótidas	
	Doença que afecta gravemente a deambulação ou o funcionamento quotidiano	2
Disfunção neurológica	Requerendo a abertura do pericárdio	3
Cirurgia cardíaca anterior	>200 mmol/l no pré-operatório	2
	O doente ainda está a receber tratamento antibiótico para endocardite em	3
Creatinina sérica	momento da cirurgia	
Endocardite ativa	Qualquer uma ou mais das seguintes situações: taquicardia ventricular, fibrilhação ou morte súbita abortada, massagem cardíaca pré-operatória, ventilação pré-operatória antes da chegada ao bloco operatório, suporte inotrópico pré-operatório, balão intra-aórtico	2
Clínica pré-operatória	contrapulsação ou insuficiência renal aguda pré-operatória (anúria ou	
Estado	oligúria<10 ml/h)	
Factores relacionados com o coração	Angina de repouso com necessidade de nitratos intravenosos até à chegada ao bloco operatório	2
Angina instável	quarto	1
Disfunção do VE	FEVE moderada 0,30-0,50	3
	Baixa FEVE <0,30	2
IM recente	<90 dias	2
HTN pulmonar	Pressão sistólica da artéria pulmonar >60 mm/Hg	
Factores relacionados com a operação	Transportador de referência antes da abertura do próximo período de trabalho	2
Emergência	dia	2
	Procedimento cardíaco de grande envergadura, com exceção ou em complemento da	
Com exceção dos isolados	CABG	
REVASCULARIZAÇÃO DO		3
MIOCÁRDIO	Para perturbações da aorta ascendente, do arco ou da aorta descendente.	

Cirurgia da aorta torácica Rutura do septo pós-infarto		4	

CABG:Enxerto de bypass da artéria coronária . **FEVE**: fração de ejeção do ventrículo esquerdo

HTN:Hipertensão .

AP: Artéria pulmonar.

Euroscore : 0-2 baixo risco, 3-5 médio risco e 6 mais alto risco.

Grupos de estudo

Com base no infarto do miocárdio perioperatório (IAMPO), os pacientes foram classificados em dois grupos:

Grupo (1) : Os que tinham POMI.

Grupo (2) : Os que não têm POMI.

Análise estatística

Os dados são apresentados como média + DP para os dados contínuos e como número (%) para os dados categoriais. A comparação entre grupos foi efectuada utilizando o teste t de Student para os dados contínuos e o teste do Qui-quadrado (ou teste exato de Fischer) para os dados qualitativos. O nível de evidência foi detectado como significativo com um valor de P <0,05.

Os dados foram recolhidos e analisados pelo programa SPSS (versão 17).

Resultados

I. Incidência de enfarte do miocárdio perioperatório

Vinte e oito pacientes (11%) desenvolveram infarto do miocárdio perioperatório de acordo com os critérios diagnósticos de IM após CRM.Tabela(3) ,Figura(2)

A sensibilidade e a especificidade do ECG para a deteção de enfarte perioperatório no grupo 1 são muito elevadas, com apenas dois casos de falsos negativos e nenhum resultado de falsos positivos. Além disso, todos os casos que desenvolveram enfarte perioperatório no grupo 1 foram detectados por ecografia, não tendo sido registados casos de falsos positivos ou falsos negativos, pelo que a sensibilidade e a especificidade da ecografia para a deteção de enfarte perioperatório foram de 100% (P=0,001).

Tabela(3)Incidência de enfarte do miocárdio (CTnI>700 ng/L mais ECG e/ou Eco).

ECG e/ou Eco		CT nI ng/l		
		<700 ng/l	**>700 ng/l**	**Total**
Negativo	N	38	184	222
	%	15	74	89
Positivo	N	0	28	28
	%	0.0	**11***	11
Total	N	38	212	250
	%	15	85	100.00

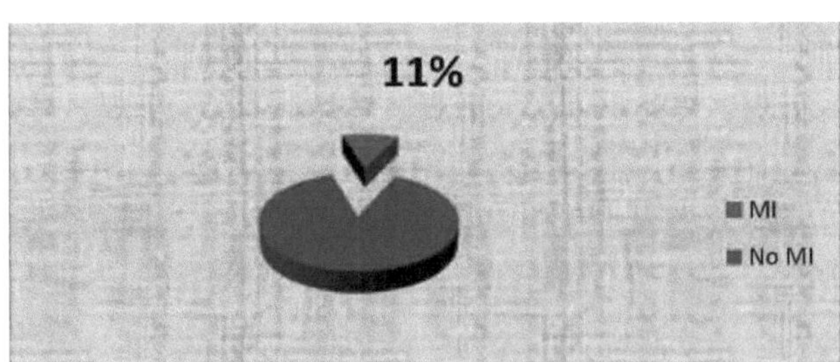

Figura(2) Incidência de IAM após revascularização do miocárdio.

II. População do estudo

A idade média foi de 57±6 anos (58±6 anos versus 55±7 anos no grupo 1,2 respetivamente, P=0,013),84% eram do sexo masculino (75% versus 85% no grupo 1,2 respetivamente, P=0,192),53% tinham diabetes (57% versus 53% no grupo 1,2 respetivamente, P=0.657), 68% tinham hipertenção (64% versus 68% no grupo 1,2, respetivamente, P=0,639), o índice de massa corporal médio era de 31±8 Kg/m^2 (33 ± 8 Kg/m^2 versus 30 ± 8 Kg/m^2 no grupo 1,2, respetivamente, P=0,022), 33% tinham hiperlipidemia (46% versus 31% no grupo 1,2, respetivamente, P=0.111), 60% eram fumadores (57% versus 61% no grupo 1,2, respetivamente, P=0,709), 14% tinham história familiar positiva de DAC (11% versus 14% no grupo 1,2, respetivamente, P=0,627). 11% tinham enfarte prévio (21% versus 9% no grupo 1,2, respetivamente, P=0.036), 64% tinham história de insuficiência cardíaca prévia (79% versus 63% no grupo 1, 2 respetivamente, P = 0,014), 2% tinham história de AVC prévio (7% versus 1% no grupo 1, 2 respetivamente, P = 0,093). O EuroScore médio foi de 2 ± 1 (3 ± 2 versus 1 ± 1 no grupo 1, 2 respetivamente, P = 0,001). A comparação entre os grupos mostrou uma diferença estatisticamente significativa entre o grupo 1 e o grupo 2 relativamente à idade, índice de massa corporal, enfarte do miocárdio prévio, insuficiência cardíaca prévia e EuroScore, enquanto que não foi encontrada qualquer diferença estatisticamente significativa entre eles relativamente a outras caraterísticas de base.Tabela(4)

Tabela (4) Caraterísticas de base da população do estudo

	Todos os doentes N = 250	Grupo 1 Não = 28	Grupo 2 Não = 222	Valor P
Idade ,anos Média ± DP	57 ± 6	58 ±6	55 ± 7	0.013*
Homens	210(84%)	21(75%)	189(85%)	0.192
História familiar de DAC	34(14%)	3 (11%)	31 (14%)	0.627
DM	133 (53%)	16 (57%)	117 (53%)	0.657
Hipertensão	169 (68%)	18 (64%)	151(68%)	0.639
IMC,Kg/m²	31 ± 8	33 ± 8	30 ± 8	0.022*
Fumar	151 (60%)	16 (57%)	135 (61%)	0.709
Hiperlipidemia	82 (33%)	13 (46%)	69 (31%)	0.111
IM anterior	27 (11%)	6 (21%)	21 (9 %)	0.036*
IC anterior	161 (64%)	22 (79%)	139 (63%)	0.014*
Acidente vascular cerebral anterior	5 (2%)	2 (7%)	3 (1%)	0.093
EuroScore	2 ± 1	3 ± 2	1 ± 1	0.001*

DAC: Doenças das artérias coronárias **IC:** Insuficiência cardíaca **IMC:** Índice de massa corporal

DM: Diabetes Mellitus **IM:** Infarto do miocárdio .

III. Indicação para cirurgia de revascularização miocárdica

Vinte e cinco por cento dos pacientes tinham angina crónica estável (36% versus 23% no grupo 1,2 respetivamente, P=0,645), 10% tinham angina instável (18% versus 8% no grupo 1,2 respetivamente, P=0,178), dois casos de emergência foram registados, um paciente 0.4% tinham STEMI (4% versus 0% no grupo 1,2 respetivamente, P=0.111),um paciente 0.4% tinha NSTEMI (0% versus 1% no grupo 1,2 respetivamente, P= 0.197),64% dos pacientes tinham insuficiência cardíaca isquémica (79% versus 63% no grupo 1,2 respetivamente, P= 0.014).

IV. Exame clínico à entrada

A frequência cardíaca média foi de 93 ± 13 bpm (116 ± 11 versus 71 ± 16 bpm no grupo 1,2 respetivamente, P =0,524), a PAS média foi de 122 ± 16 mmHg (110 ± 10 mmHg versus 133 ±23 mmHg no grupo 1,2 respetivamente, P =0,334), a PAD média foi de 78 ± 14 mmHg (71 ±12 mmHg versus85 ± 16 mmHg, no grupo 1,2 respetivamente, P=0,687).

V. ECG pré-operatório

O ritmo sinusal normal foi registado em 96% dos doentes (100% versus 95% no grupo 1,2, respetivamente, P= 0,621), a fibrilhação auricular em 4% (0% versus 5% no grupo 1,2, respetivamente, P= 0,111), a onda Q foi registada em 11% (21% versus 9% no grupo 1,2, respetivamente, P= 0.036), elevação de ST em 0,4% dos doentes (4% versus 0% no grupo 1,2, respetivamente, P=0,111), depressão de ST em 0,4% dos doentes (0% versus 1% no grupo 1,2, respetivamente, P=0,197), alterações da onda T foram registadas em 60% dos doentes (57% versus 61% no grupo 1,2, respetivamente, P=0,712).

VI. Angiografia coronária antes da cirurgia de revascularização do miocárdio

A doença de um vaso foi relatada em 13% dos doentes (7% versus 14% no grupo 1,2 respetivamente, P=0,281), enquanto a doença de dois vasos em 24% dos doentes (11% versus 26% no grupo 1,2 respetivamente, P=0,591), a doença de três vasos em 42% dos doentes (46% versus 41% no grupo 1,2 respetivamente, P=0,037) e a doença do tronco da coroa esquerda em 20% dos doentes (36% versus 18% no grupo 1,2 respetivamente, P=0,045).

A lesão do tipo A foi registada em 37% dos doentes (0,0% versus 42% no grupo 1,2, respetivamente, P=0,019), a lesão do tipo B foi registada em 18% dos doentes (21% versus 18% no grupo 1,2, respetivamente, P=0,019), a lesão do tipo C foi registada em 45% dos doentes (79% versus 41% no grupo 1,2, respetivamente, P=0.019), a percentagem média de estenose do diâmetro foi de 90±10% (95±5% versus 85±15% no grupo 1,2, respetivamente, P=0,014), o comprimento médio das lesões foi de 26±7 mm (28±10 mm versus 24±4 mm no grupo 1,2, respetivamente, P= 0,05).Tabela(5)

Tabela (5) Angiografia coronária antes da cirurgia de revascularização do miocárdio.

	Todos os doentes N = 250	Grupo 1 Não = 28	Grupo 2 Não = 222	Valor P
Doença de um único vaso	33 (13%)	2(7%)	31(14%)	**0.281**
Doença de dois vasos	61 (24%)	3(11%)	58(26%)	**0.591**
Doença dos três vasos	105 (42%)	13(46%)	92(41%)	**0.037***
Doença isolada do tronco da coroa esquerda	51(20%)	10(36%)	41(18%)	**0.045***
Tipo de lesão				
A	92(37%)	0 (0.0%)	92(42%)	
B	46(18%)	6(21%)	40(18%)	**0.019***
C	112(45%)	22(79%)	90(41%)	
% Estenose do diâmetro				
Média ± DP	90±10	95±5	85±15	**0.014***
Comprimento da lesão (mm)				
Média ± DP	26±7	28±10	24±4	**0.05**

VII. Dados processuais

O tempo médio de pinçamento aórtico foi de 78 ± 28 minutos (84 ± 25 min versus 72 ± 31 min no grupo 1,2 respetivamente, P=0,048), o tempo médio de circulação extracorpórea foi de 118 ± 37 min (133 ± 36 min versus 103 ± 37 min no grupo 1,2 respetivamente, P= 0.001), 86% dos doentes receberam cardioplegia quente de sangue Sant Thomas, 4% receberam cardioplegia fria de potássio cristaloide, enquanto os restantes 10% não receberam cardioplegia, uma vez que foram operados pela técnica sem bomba (82% versus 87% para cardioplegia quente e 18% versus 3% para cardioplegia fria em ambos os grupos 1,2 respetivamente, P=0,219), 90% dos doentes foram operados pela técnica on pump enquanto os outros 10% foram operados pela técnica off pump (100% versus 89% para a técnica on pump e 0.O número de enxertos implantados foi de um enxerto em 13% dos pacientes (7% versus 14% no grupo 1,2 respetivamente, P=0,013), dois enxertos em 24% dos pacientes (29% versus 24% no grupo 1,2 respetivamente, P=0,013), três enxertos em 46% dos pacientes (64% versus 44% no grupo 1,2 respetivamente, P=0.013), quatro enxertos em 16% dos pacientes (0% versus 18% no grupo 1,2 respetivamente, P=0,013) e cinco enxertos em 0,4% dos pacientes (0,0% versus 0,4% no grupo 1,2 respetivamente, P=0,013).A LIMA foi utilizada em 97% dos doentes (86% versus 99% no grupo 1,2 respetivamente, P=0,003), os enxertos de veia safena foram utilizados em 86% dos doentes (96% versus 84% no grupo 1,2 respetivamente, P=0,046). A comparação entre os grupos mostrou diferença estatisticamente significante entre o grupo (I) e o grupo (2) em relação ao tempo de pinçamento aórtico, tempo de circulação extracorpórea, técnica de bomba, número e tipo de enxertos implantados, enquanto que não foi encontrada diferença estatisticamente significante entre eles em relação ao tipo de cardiolplegia.Tabela(6).Figura(3)

Tabela (6) Dados processuais.

	Todos os doentes N = 250	Grupo 1 Não = 28	Grupo 2 Não = 222	Valor P
Tempo ACCT /min Média ± DP	78±28	84± 25	72 ± 31	**0.048***
Tempo de ECCT/min Média ± DP	118 ±37	133 ± 36	103 ±37	**0.001***
Tipo de cardioplegia				
Quente Frio	215(86%)	23(82%)	192(87%)	**0.219**
	11(4%)	5(18%)	6(3%)	
Não	24(10%)	0(0.00%)	24(11%)	
Técnica				
Na bomba	226 (90%)	28(100%)	198 (89%)	**0.014***
Bomba desligada	24 (10%)	0 (0.00%)	24 (11%)	
Número de enxertos				
1	33(13%)	2(7%)	31 (14%)	
2	61(24%)	8(29%)	53 (24%)	**0.013***
3	116(46%)	18(64%)	98 (44%)	
4	39(16%)	0(0.00%)	39 (18%)	
5	1(0.45%)	0(0.00%)	1 (0.4%)	
Tipo de enxerto				
LIMA	243(97%)	24(86%)	219(99%)	**0.003***
SVG	214(86%)	27(96%)	187(84%)	**0.046***

ACCT: Tempo de pinçamento aórtico. **ECCT:** Tempo de circulação extracorporal

LIMA: Artéria mamária interna esquerda. **SVG:** Enxerto de veia safena.

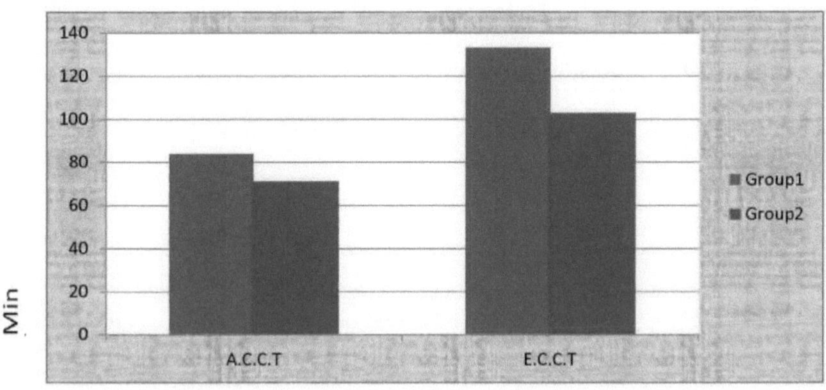

Figura (3) Tempo médio de pinçamento aórtico e tempo extracorpóreo.

VIII. Dados pós-procedimento

A inserção de um balão intra-aórtico foi necessária em 3% dos doentes (21% versus 1% no grupo 1, 2 respetivamente, P=0,001). 7% dos doentes necessitaram de ventilação mecânica durante mais de 24 horas (29% versus 5% no grupo 1,2, respetivamente, P=001).

IX. Dados ecocardiográficos

A média da FEVE% na linha de base foi de 56 ± 9% (57 ± 9% versus 56 ± 9% no grupo 1, 2 respetivamente, P=0,516). A FEVE% pós-operatória foi de 49 ± 9% dos pacientes (41 ± 9% versus 56 ± 8% no grupo 1,2, respetivamente, P=0,001), o índice médio de movimento da parede (WMSI) foi de 1,35 ± 0,25 (1,5 ± 0,3 versus 1,2 ± 0,2 no grupo 1,2, respetivamente, P=0.04), o volume sistólico final médio do ventrículo esquerdo foi de 33 ± 10 mm (29 ± 9 mm versus 37 ± 11 mm no grupo 1,2 respetivamente, P = 0,034), o volume diastólico final médio do ventrículo esquerdo foi de 94 ± 17 mm (92 ± 18 mm 96 ± 16 versus no grupo 1,2 respetivamente, P = 0,642).

Tabela (7) ECO pós-operatório.

	Todos os doentes N =250	Grupo 1 N =28	Grupo2 N=222	Valor de p
Pré FEVE% Média ± DP	56 ± 9	57± 9	56 ± 9	0.516
Pós-FVE% Média ± DP	49±9	41±9	56±8	0.001*
WMSI Média ± DP	1.35±0.25	1.5±0.3	1.2±0.2	0.04*
VSVE(ml)	33±10	29±9	37±11	0.034*
VDFVE(ml)	94±17	92±18	96±16	0.642

X. ECG pós-operatório

A elevação do segmento ST pós-operatório ocorreu em 10% dos doentes (86% versus 0% no grupo 1,2, respetivamente, P=0,003), a depressão do segmento ST ocorreu em 1% dos doentes (7% versus 0% no grupo 1,2, respetivamente, P=0,002), a onda Q patológica ocorreu em 10% dos doentes (93% versus 0% no grupo 1,2, respetivamente, P=0,001), as arritmias foram registadas em 19% dos doentes (46% versus 15% no grupo 1,2, respetivamente, P=0,022).Tabela(8),Figura(4)

Tabela (8) ECG pós-operatório .

	Todos os doentes N = 250	Grupo 1 Não = 28	Grupo 2 Não = 222	Valor P
Achados do ECG				
Elevação da ST	24(10%)	24(86%)	0 (0.0%)	**0.003***
Depressão ST	2 (1%)	2 (7%)	0 (0.0%)	**0.002***
Patológico Q	26 (10%)	26(93%)	0. (0.0%)	**0.001***
Arritmia	47 (19%)	13(46%)	34 (15%)	**0.022***

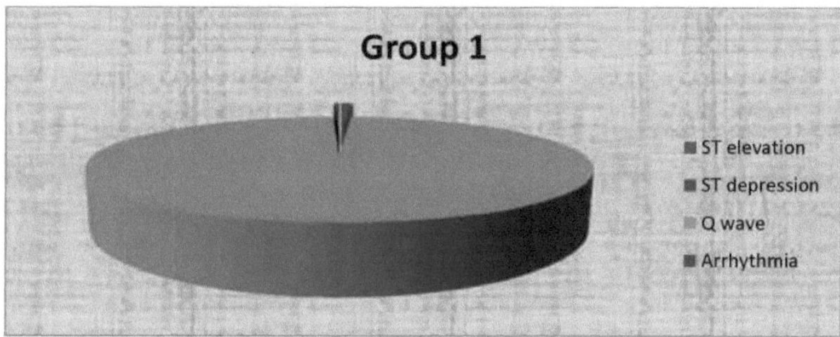

Figura (4) ECG pós-operatório.

XI. Biomarcadores cardíacos

A média da troponina I cardíaca (CTnI) no período basal foi de 96 ± 32 ng/l (105 ± 34 ng/l versus 87± 30 ng/l no grupo 1,2 respetivamente,P=0,766), a média da troponina I cardíaca (CTnI) no pós-operatório foi de 1094 ± 471 ng/l (1214 ± 596 ng/l versus 975 ± 345 ng/l no grupo 1,2 respetivamente,P=002).Tabela(9).Figura(5)

Tabela(9) CTnI pré e pós-operatório.

	Todos os doentes **Não=250**	**Grupo 1** **Não = 28**	**Grupo 2** **Não = 222**	**Valor P**
Pré CTnI ng/l Média ± DP	96±32	105± 34	87±30	**0.766**
Pós CTnI ng/l Média ± DP	1094 ±471	1214 ± 596	975±345	**0.002***

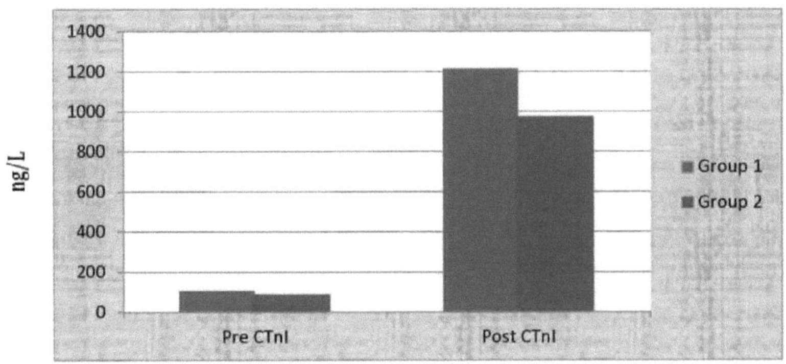

Figura (5) CTnI pré e pós-operatório.

XII. Resultados no hospital

A fibrilhação auricular foi registada em 16% dos doentes (36% versus 14% no grupo 1,2, respetivamente, P=0,001), a taquicardia ventricular foi registada em 2% dos doentes (4% versus 1% no grupo 1,2, respetivamente, P =0,001), a fibrilhação ventricular foi registada em 1% dos doentes (7% versus 0% no grupo 1,2, respetivamente, P =0.0,001), a insuficiência cardíaca ocorreu em 13% dos doentes (79% versus 5% no grupo 1,2 respetivamente, P =0,001), o choque cardiogénico foi evidente em 8 doentes, todos no grupo 1 mas não no grupo 2 (P=0,0001), a morte ocorreu em 7% dos doentes (21% versus 5% no grupo 1,2 respetivamente, P=0,004). Tabela (10)

Tabela (10) Resultados intra-hospitalares.

	Todos os doentes N = 250	Grupo 1 Não = 28	Grupo 2 Não = 222	Valor P
Infarto	28 (11%)	28 (100%)	0 (0%)	**0.001***
Arritmia	47(19%)	13 (46%)	34(15%)	**0.022***
AF	41(16%)	10(36%)	31(14%)	
VT	4(2%)	1(4%)	3(1%)	**0.001***
VF	2(1%)	2(7%)	0(0.00%)	
Insuficiência cardíaca	32 (13%)	22 (79%)	10(5%)	**0.001***
Choque cardiogénico	8 (3%)	8 (29%)	0 (0%)	**0.0001***
Morte	17 (7%)	6 (21%)	11 (5%)	**0.004***

FA: Fibrilhação auricular **TV:**Taquicardia ventricular **FV:**Fibrilação ventricular

XIII.Resultado em 30 dias

A mortalidade por todas as causas ocorreu em 9% dos doentes (29% versus 7% no grupo 1,2, respetivamente, P = 0,001). Ocorreram seis mortes (21%) em doentes com enfarte perioperatório durante o internamento hospitalar, todas relacionadas com problemas cardíacos (11% devido a choque cardiogénico, 7% devido a fibrilhação ventricular e 4% devido a taquicardia ventricular).

XIV.Preditores de enfarte perioperatório

A análise de regressão logística foi efectuada para identificar os preditores independentes de EAMI e mostrou que o IMC, a insuficiência cardíaca prévia, o EuroScore, a estenose do TCE > 50%, o tipo de lesão, a percentagem de estenose do diâmetro e o comprimento, a ACCT e a ECCT foram preditores independentes significativos de EAM perioperatório.

Tabela (11) Preditores de IOPM por análise de regressão logística.

Variáveis independentes	Intervalo de confiança de 95%		Valor P
	Limite inferior	Limite superior	
Idade	0.614	1.141	0.315
Sexo	0.778	5.035	0.152
IMC	1.007	1.113	⅛ 0.025
IC anterior	1.298	1.461	0.035*
UA	0.716	6.045	0.178
IM anterior	0.908	6.769	0.076
DM	0.541	2.646	0.658
HTN	0.364	1.888	0.655
Hiperlipedemia	0.868	4.257	0.107
Fumar	0.388	1.904	0.709
Acidente vascular cerebral anterior	0.896	5.174	0.065
FH	0.211	2.597	0.638
Euroscore	1.368	2.199	0.001
LM	1.054	5.704	" - ⅛ 0.037
1 VD	0.107	2.098	0.325
2 VD	0.099	1.166	0.086
3 VD	0.546	2.646	0.647
Tipo de lesão	2.481	8.885	0.001
Estenose %	1.169	1.383	0.001
Comprimento da lesão	1.110	1.323	0.001
Sem enxerto	0.581	1.369	0.602
LIMA	0.017	0.389	0.002**
SVG	0.642	7.145	0.126
ACCT	1.000	1.024	0.050
ECCT	1.009	1.030	0.001
Cardioplegia	1.324	2.682	0.314
Na bomba	000	-	0.995
Bomba desligada	000	-	0.995
Pré EF	0.974	1.061	0.461
Pré CTnI	0.999	1.001	0.766

DISCUSSÃO

A cirurgia de revascularização do miocárdio (CRM) é um benefício considerável para aqueles que necessitam de revascularização, no entanto, pode estar associada a danos e necrose miocárdicos perioperatórios e pós-operatórios significativos, que podem culminar num enfarte estabelecido; Enfarte do Miocárdio Perioperatório (EIMP).Múltiplos mecanismos têm sido propostos para explicar a lesão miocárdica após a CRM: a lesão intraoperatória pode resultar de manipulação cardíaca, proteção miocárdica inadequada e desfibrilação intraoperatória, enquanto a lesão miocárdica pós-operatória pode estar associada à perda aguda de enxertos de bypass **(Bassiri et al, 2011)**

O enfarte do miocárdio perioperatório (EIMP) após cirurgia de revascularização do miocárdio é uma complicação grave e uma das causas mais frequentes de morbilidade e mortalidade nestes doentes (**Sans et al.,1997).**

O estudo da incidência e dos fatores causadores ou relacionados ao IOPM após a cirurgia de revascularização do miocárdio tem valor clínico na prevenção dessas complicações.

Para este fim, 250 pacientes que estavam programados para cirurgia de revascularização do miocárdio foram avaliados no presente estudo durante o período de novembro de 2013 a maio de 2014 no Instituto Nacional do Coração, Cairo, Egito e no hospital da Universidade de Benha, Benha, Egito. Entre os 250 pacientes estudados, 28 pacientes (11%) desenvolveram IAMP de acordo com os critérios diagnósticos para infarto agudo do miocárdio após CRM estabelecidos pela terceira definição universal de 2012. **(Thygesen et al., 2012)**

Na literatura, a incidência de OMPI varia consideravelmente de 3% a 30% devido a diferentes critérios de diagnóstico e a uma população de doentes variável **(Yau et al., 2008).**

Os primeiros resultados do estudo da cirurgia da artéria coronária (CASS) mostraram uma incidência de 4,1% a 6,6%. **(William et al.,1998)**

Em estudos mais recentes, **Jagger et al (2005)** relataram que 14% de sua população estudada desenvolveu POMI, enquanto **Diaz-Arrieta et al. (2009)** relataram uma incidência ligeiramente maior (15%). No estudo de **Nouhi et al. (2009),** a incidência foi de 10,8%, enquanto foi de 14% no estudo de **Wang et al. (2013).**

Recentemente, **Pretto et al (2015) diagnosticaram** IOPM em 24,1% de sua população. **Dianne et al (2015)** relataram que aproximadamente 1 milhão de pacientes são submetidos a

CRM a cada ano em todo o mundo, e 7% a 15% deles sofrerão de um IOMP, principalmente devido à falha precoce do enxerto.

O aumento na taxa de IOPM após CRM nos últimos anos pode provavelmente ser explicado por diferenças na demografia dos pacientes; os pacientes que recebem CRM atualmente são mais velhos e tiveram significativamente mais procedimentos prévios de revascularização cardíaca.

Existem muitas razões possíveis para as taxas altamente variáveis de IOPM após CRM registadas nos estudos acima mencionados, incluindo a utilização de critérios de diagnóstico subóptimos para IOPM em alguns estudos e um número inadequado de doentes noutros.

No presente trabalho, foram identificados os possíveis factores de risco para o POMI. Comparativamente aos doentes sem evidência de POMI, os doentes que desenvolveram POMI eram mais velhos (58±6 versus 55 ±7 anos, p =0,013), mais obesos (33 ± 8 versus 30 ± 8 Kg/m^2 ,p =0,022), tinham maior incidência de enfarte prévio e insuficiência cardíaca (enfarte, 21% versus 9% ,p =0,036 ;

HF, 79% versus 63% ,p =0,014); tinham EuroScore mais elevado (3 ± 2 versus 1 ± 1 , p =0,001), tinham maior incidência de DAC multiarterial (46% versus 41% ,p=0,037), maior incidência de doença do TCE (36% versus 18% ,p =0.045), lesão mais complexa (79% versus 41% ,p =0,019), maior estenose luminal (95±5% versus 85±15% ,p =0,014), lesão mais longa (28±10 mm versus 24±4 mm ,p = 0.05), tiveram maiores tempos de pinçamento aórtico e extracorpóreo (TCA, 84 ± 25 min versus 72 ± 31 ,p =0,048; TCE, 133 ± 36 min versus 103 ± 37 ,p= 0,001), tiveram menor número de enxertos de LIMA e maior de SVGs (LIMA , 86% versus 99% ,p=0,003; SVGs ,96% versus 84% ,p =0,046) e tiveram maior número de enxertos (64% versus 44% ,p =0,013). Tabelas(4,5,6)

O estudo **PREVENT IV** identificou factores de risco perioperatórios para o EMIP, tais como tempos prolongados de circulação extracorpórea ou de pinçamento aórtico, isquemia perioperatória e revascularização inadequada. Neste estudo, outros factores de risco bem estabelecidos incluem a idade, DAC do tronco da coronária esquerda e doença de três vasos, função ventricular esquerda comprometida, angina instável, enfarte recente e operação de emergência **(Yau et al., 2008).**

Pretto et al.(2015) concluíram que houve uma relação direta entre extensão da DAC, doença do TCE, número de enxertos, TCA e CEC. Observaram também que a revascularização incompleta, a insuficiência cardíaca, o trauma direto no miocárdio, a manipulação do coração, o tempo cirúrgico e os fatores relacionados à lesão e necrose miocárdica após a CRM foram associados ao IOMP.

William et al.(1998), demonstraram que os preditores de IAMP incluem o sexo (maior nas mulheres do que nos homens), enfarte prévio, pior classe funcional, angina instável, doença do tronco da coronária esquerda, DAC multiarterial ou cardiomegalia na radiografia de tórax.

Acrescentaram que existiam outros factores objectivos que se verificou terem uma influência significativa na incidência de IOPM, incluindo a duração do TCA, o tempo de bypass, o método de anestesia e o número e fluxo do enxerto colocado.

Force et al.(1990) afirmaram que os pacientes que desenvolveram IOMP tinham DAC mais extensa, pior angina, mais procedimentos extra-cirúrgicos, maior tempo de bypass ou de isquemia (cross clamp), menos colaterais coronárias, maior incidência de IM prévio e pior função do VE. Os autores afirmaram que os pacientes com IAMP também diferiam daqueles sem IAMP em duas caraterísticas pré-operatórias importantes: eram mais velhos e tinham uma pressão diastólica final do ventrículo esquerdo mais elevada.

No presente trabalho, a análise de regressão logística foi efectuada para identificar os preditores independentes do POMI e demonstrou que o IMC, a insuficiência cardíaca prévia, o EuroScore, a doença de LM, as lesões complexas, a percentagem de estenose do diâmetro e o comprimento, a ACCT e a ECCT foram preditores independentes significativos do POMI.

Wang et al.(2013) relataram resultados semelhantes no que diz respeito à insuficiência cardíaca. Eles estudaram 818 pacientes submetidos à CRM e descobriram que a insuficiência cardíaca (CCS classe IV) foi um preditor independente de IM perioperatório, ($p = 0,017$).

Onorati et al.(2005) e **Bordalo et al.(2011)** concluíram que o EuroScore era um preditor independente de lesão miocárdica.

No que diz respeito ao índice de massa corporal, **Prasad et al.(1991)** relataram resultados semelhantes aos do presente estudo. Compararam 250 doentes obesos submetidos a cirurgia de revascularização do miocárdio com 250 controlos de idade e sexo com IMC normal e concluíram que a obesidade era um preditor independente de IOPM ($p = 0,02$).

Wang et al. (2013) avaliaram 4.916 pacientes chineses submetidos a CRM e encontraram resultados contraditórios, pois concluíram que o IMC não estava significativamente associado ao MACE em 5 anos. Uma população de estudo diferente pode explicar esta diferença.

Em concordância com o presente estudo, **Onorati et al.(2005)** verificaram que o tempo de pinçamento aórtico e o tempo de circulação extracorpórea foram preditores independentes de IOMP ($p < 0,05$). Concluíram que o tempo de pinçamento aórtico maior que 90 min e o tempo de circulação extracorpórea maior que 180 min foram preditores independentes de dano miocárdico na análise multivariada.

Em contraste, **Noohi et al.(2009)** estudaram 424 pacientes submetidos à CRM e descobriram que o tempo de bomba não foi significativamente associado ao infarto do miocárdio perioperatório ($p >0,05$). A diferença entre o nosso estudo e o estudo de Noohi et al. pode ser atribuída ao facto de o estudo de Noohi et al. ter sido realizado em doentes submetidos a cirurgia combinada; CABG e cirurgia valvular.

No presente trabalho, os pacientes que desenvolveram OMPI, foram comparados com aqueles sem OMPI, e mostraram uma incidência significativamente maior de complicações intra-hospitalares (arritmias incluindo FA, TV e FV 46% versus 15% ,$p=0,022$; insuficiência cardíaca 79% versus 5%, $p=0,001$; choque cardiogénico 29% versus 0,0% , $p=0,0001$ e morte 21% versus 5% ,$p= 0,004$). Tabela(10)

Além disso, no presente trabalho, a mortalidade por todas as causas foi mais frequente nos doentes que desenvolveram OMPI do que naqueles sem OMPI (29% versus 7%, $p=0,001$).

Na literatura anterior, o IOMP permaneceu como um importante preditor de eventos cardíacos, mesmo após o controle da diferença basal nas variáveis históricas, na função pré-operatória do VE, na extensão da DAC, na extensão do procedimento cirúrgico, na adequação dos procedimentos de revascularização e até mesmo na função pós-operatória do VE. Além disso, as taxas de sobrevida após POMI sustentado após revascularização do miocárdio são significativamente menores nesses pacientes em comparação com aqueles que não sustentam essa complicação **(William et al., 1998)**.

No estudo de **Bordalo et al.(2011)**, com 694 pacientes submetidos à CRM, os pacientes que desenvolveram IOMP tiveram um aumento significativo de disritmias em relação aos pacientes sem essa complicação (4% versus 1%, $p<0,025$). Além disso, **Koletsis et al.(2011)** verificaram que o IOMP tem correlação significativa com FA pós-operatória ($p<0,001$).

No estudo de **Steur et al. (2005)**, foram avaliados 7.493 pacientes submetidos à cirurgia de revascularização do miocárdio e constataram que 114 pacientes (20%) que tiveram IAMP após a cirurgia desenvolveram insuficiência cardíaca.

No que diz respeito à taxa de mortalidade, **Bordalo et al. (2011)** relataram que a mortalidade intra-hospitalar entre os pacientes pós-CABG que desenvolveram POMI foi de 9,6% em comparação com 2,1% entre aqueles sem POMI (p <0,001). Além disso, **Jarvinen et al. (2014)** concluíram que a mortalidade em 30 dias foi adversamente afetada pela POMI; a taxa de mortalidade foi (6,3% no grupo de pacientes com POMI versus 1,0% no grupo sem POMI, valor de p = 0,001).

De acordo com o estudo **PREVENT IV** , tanto os resultados clínicos a 30 dias como a dois anos foram piores nos doentes que sofreram de OMPI, uma vez que tiveram tempos de ventilação pós-cirurgia mais longos e internamentos em unidades de cuidados intensivos e hospitais. **(Yau et al.,2008**)

Múltiplos mecanismos têm sido propostos para explicar a lesão miocárdica e o infarto após a CRM na discussão acima mencionada. Outro mecanismo possível é a lesão de reperfusão que ocorre com a restauração do fluxo sanguíneo para o tecido isquémico e que se encontra associada à morte e apoptose das células do miocárdio e à lesão microvascular. Em três a 20% dos pacientes que apresentam IAMP, o infarto foi relacionado à lesão de reperfusão após a CRM.**(Mangano et al.,2006)**

Mangano et al. (2006) relataram que o tratamento com acadesina, um agente regulador da adenosina, reduziu significativamente a mortalidade em 4,3 vezes, com o principal benefício a ocorrer nos primeiros 30 dias após o enfarte. A acadesina é a primeira terapia que comprovadamente reduz a gravidade do POMI pós-reperfusão, reduzindo substancialmente o risco de morte ao longo dos dois anos após o enfarte **(Mangano et al., 2006).**

Conclusão

- A incidência de IOPM após revascularização do miocárdio foi de 11%.

- O enfarte do miocárdio perioperatório foi associado a piores resultados clínicos (morte, insuficiência cardíaca, arritmias graves e choque cardiogénico) durante o seguimento hospitalar e ao fim de 30 dias.

- Os preditores independentes de IOMP foram IMC, insuficiência cardíaca prévia, EuroScore, doença de tronco de coronária esquerda, lesão complexa e tempos cirúrgicos.

Recomendações

- Todos os preditores de IOPM previamente citados (IMC, insuficiência cardíaca prévia, EuroScore, doença de tronco de coronária esquerda, lesão complexa e tempos cirúrgicos longos) devem ser evitados para minimizar o risco de IOPM e melhorar o resultado clínico após a CRM.

- Recomenda-se a realização de estudos mais alargados que envolvam um maior número de centros e um período de seguimento mais longo para acrescentar estatísticas mais significativas aos nossos resultados.

REFERÊNCIAS

Anderson JL , Adams CD , Antman EM , et al. 2012 ACCF/AHA focused update incorporated into the ACCF/AHA 2007 Guidelines for the management of patients with unstable angina/non-STelevation. *J Am Coll Cardiol. 2013;61:179-347*

Andrews TC , Reimold SC , Berlin JA , et al. Prevenção de arritmias supraventriculares após cirurgia de bypass da artéria coronária. A meta-analysis of randomized control trials. *Circulation. 1991; 84: 236- 244.*

Apple FS e Collinson PO. Caraterísticas analíticas dos ensaios de troponina cardíaca de alta sensibilidade. *Clin chem 2012;58:54-61*

Baigent C , Blackwell L , Emberson J , et al. Efficacy and safety of more intensive lowering of LDL cholesterol: a meta-analysis of data from 170,000 participants in 26 randomised trials . *Lancet . 2010; 376 : 1670-1681.*

Bassiri H , Nematollahi A , Noohi F , et al. Patência do enxerto coronário após enfarte do miocárdio perioperatório: um estudo com tomografia computorizada multislice. *Interact CardioVasc ThoracSurg 2011; 12(4): 596-599.*

Berger PB , Bellot V , Bell MR , et al . Uma estratégia invasiva imediata para o tratamento do enfarte agudo do miocárdio precoce após cirurgia não cardíaca. *Am J Cardiol. 2001;87:1100 -1102*

Boden WE , O'Rourke RA , Teo KK, et al. Grupo de Investigação do Ensaio COURAGE. Optimal medical therapy with or without PCI for stable coronary disease. *NEngl JMed, 2007; 356:1503-1516.*

Bordalo A , Nobre A , Pereira R , et al. Enfarte do miocárdio perioperatório em cirurgia de bypass coronário: caraterização dos factores de risco, quadros clínicos e prognóstico.*Rev Port Cir CardiotoracVasc. 2011 Jan-Mar;18(1):11-21.*

Braunwald E e David A. Morrow . Angina instável: Será altura para um requiem? *Circulation. 2013; 127: 2452-2457*

Brian F. Buxton e Sean D. Galvin A história da revascularização arterial: de Kolesov a Tector e além. *Ann Cardiothorac Surg 2013;2(4):419-426.*

Campeau L. A classificação da angina de peito pela Canadian Cardiovascular Society revisitada 30 anos depois. *Can J Cardiol. 2002; 18: 371-379.*

Cannon CP , Braunwald E , McCabe CH , et al. Intensive versus moderate lipid lowering with statins after acute coronary syndrome. *N Engl J Med. 2006;354-778.*

Canto J , Shlipak M , Rogers W , et al . Prevalência, caraterísticas clínicas e mortalidade entre pacientes com infarto do miocárdio que se apresentam sem dor torácica.*JAMA.2000; 283: 3223-3229.*

Cassar Andrew , David R. Holmes e Charanjit S. Rihal . Doença Arterial Coronária Crónica: Diagnosis and Management. *Mayo Clin Proc. 2009 Dec; 84(12): 1130-1146*

Casscells W , Naghavi M e Willerson JL. Placa aterosclerótica vulnerável: uma doença multifocal. *Circulation . 2003; 107 :2072-2075*

Chen JC , Kaul P , Levy JH , et al . Myocardial infarction following coronary artery bypass graft surgery increases healthcare resource utilization. *Crit Care Med. 2007 May;35(5):1296-1301.*

Crea F e Liuzzo G . Patogénese das síndromes coronárias agudas. *J Am Coll Cardiol. 2013; 61:1-11*

Daoud EG , Strickberger SA , Man KC , et al . Amiodarona pré-operatória como profilaxia da fibrilhação auricular após cirurgia cardíaca. *N Engl J Med. 1997; 337: 1785- 1791*

David L. Hillis , Peter K. Smith , Jeffrey L ,et al. 2011 ACCF/AHA Guideline for Coronary Artery Bypass Graft Surgery A Report of the American College of Cardiology Foundation/American Heart Association Task Force on Practice Guidelines.*Circulation.2011; 124: 652-735*

Dianne VB , Bas van Zaane , Marc P. Buijsrogge , et al. Implementação da Terceira Definição Universal de Enfarte do Miocárdio após Cirurgia de Revascularização do Miocárdio: *J Am Heart Assoc. 2015; 114: 1100-1161.*

Diaz-Arrieta G , Rincon Salas JJ , Reyes-Sanchez ME , et al. Diagnóstico de enfarte do miocárdio perioperatório nas primeiras 72 horas após cirurgia cardíaca. *Arch Cardiol Mex.2009;79(3): 189-196.*

Drew BJ , Califf RM , Funk M , et al. Practice standards for electrocardiographic monitoring in hospital settings: an American Heart Association Scientific statement from the Councils on Cardiovascular Nursing, Clinical Cardiology, and Cardiovascular Disease in the Young *.Circulation. 2005;111:378.*

Endo M. A história e a evolução da cirurgia de revascularização do miocárdio. *Nihon Geka Gakkai Zasshi. 2000 Dec;101(12):827-832.*

Epstein AE , DiMarco JP , Ellenbogen KA , et al . 2012 ACCF/AHA/HRS focused update incorporated into the ACCF/AHA/HRS 2008 guidelines for device-based therapy of cardiac rhythm abnormalities. *J Am Coll Cardiol. 2013; 61: 6-75.*

Alerta de segurança da FDA. Zocor (sinvastatina): aumento do risco de lesões musculares com doses elevadas.Departamento de Saúde e Serviços Humanos dos EUA.2011

Ferguson TB , Coombs LP e Peterson ED. Uso de betabloqueadores no pré-operatório e mortalidade e morbidade após cirurgia de revascularização do miocárdio na América do Norte. *JAMA. 2002; 287: 2221- 2227.*

Force T, Patricia Hibbered , Gary Weeks, et al. Enfarte do miocárdio perioperatório após cirurgia de bypass da artéria coronária.*Circulation 1990;82:903-912.*

Furnary AP , Gao G , Grunkemeier GL , et al . A infusão contínua de insulina reduz a mortalidade em pacientes com diabetes submetidos a cirurgia de revascularização do miocárdio. *J Thorac Cardiovasc Surg. 2003; 125: 1007- 1021.*

Fuster V , Rydén LE , Cannom DS , et al. Actualizações de 2011 da ACCF/AHA/HRS incorporadas nas diretrizes ACC/AHA/ESC 2006 para o tratamento de doentes com fibrilhação auricular: um relatório da American College of Cardiology Foundation/American Grupo de Trabalho da Associação do Coração sobre Diretrizes Práticas. *Circulation. 2011; 123:269- 367*

Giora Landesberg , W. Scott Beattie , Morris Mosseri ,et al. Contemporary Reviews in Cardiovascular Medicine Perioperative Myocardial Infarction.*Circulation. 2009; 119: 2936-2944.*

Goyal A , Alexander JH , Hafley GE , et al. Resultados associados à utilização de medicamentos de prevenção secundária após cirurgia de revascularização do miocárdio.*Ann Thorac Surg. 2007; 83: 993- 1001*

Halonen J, Hakala T, Auvinen T, et al. A administração intravenosa de metoprolol é mais eficaz do que a administração oral na prevenção da fibrilhação auricular após cirurgia cardíaca. *Circulation. 2006; 114: 1- 4.*

Hamm CW, Bassand JP, Agewall S,et al. Diretrizes da ESC para o tratamento de síndromes coronárias agudas em doentes que se apresentam sem elevação persistente do segmento ST: O Grupo de Trabalho para o tratamento das síndromes coronárias agudas (SCA) em doentes que se apresentam sem elevação persistente do segmento ST da Sociedade Europeia de Cardiologia (ESC). *Eur Heart J 2011;32:2999-3054.*

Jagger CP , Kalil RAK , Guaragna JCVC , et al. Preditores de infarto do miocárdio perioperatório em pacientes submetidos à revascularização cirúrgica do miocárdio. *Rev Bras Cir Cardiovasc.2005;20(3):291 - 295.*

Jane Armitage , Louise Bowman, Karl Wallendszus ,et al . Redução intensiva do colesterol LDL com 80 mg versus 20 mg de sinvastatina por dia em 12.064 sobreviventes de enfarte do miocárdio: um ensaio aleatório em dupla ocultação. *Lancet. 2010; 376 : 1658-1669.*

Januzzi JL , Fabian Bamberg , Hang Lee, et al. Truong et al. Concentrações de troponina T de alta sensibilidade em doentes com dor torácica aguda avaliados com tomografia computorizada cardíaca . *Circulation . 2010; 121:1227-1234*

Jarvinen O , Hokkanen M , Huhtala H , et al. The long-term effect of perioperative myocardial infarction on health-related quality- of-life after coronary artery bypass grafting.*Interact CardiovascThorac Surg. 2014 May;18(5):568-573.*

Jarvinen O, Julkunen J, Saarinen T, et al. Perioperative myocardial infarction has negative impact on health-related quality of life following coronary artery bypass graft surgery. *Eur J Cardiothorac Surg. 2004 Sep;26(3):621-627.*

Joel A. Lardizabal e Prakash C. Deedwania . As Propriedades Anti-Isquémicas e Anti-Anginosas das Estatinas. *Curr Atheroscler Rep. 2011 Feb; 13(1): 43-50.*

Joep Perk , Guy De Backer , Helmut Gohlke , et al . Diretrizes europeias sobre a prevenção das doenças cardiovasculares na prática clínica (versão 2012) O Quinto Grupo de Trabalho Conjunto da Sociedade Europeia de Cardiologia e de outras sociedades sobre a prevenção das doenças cardiovasculares na prática clínica (constituído por representantes de nove sociedades e por peritos convidados.*Eur Heart J. maio de 2012 : 1635-1701*

Koletsis EN , Prokakis C , Crockett JR ,et al . Factores prognósticos de fibrilhação auricular após cirurgia de revascularização miocárdica electiva: o impacto da isquemia miocárdica intra-operatória quantificada.*J Cardiothorac Surg. 2011 Oct 3;6:127.*

Kumar A e Cannon CP. Acute coronary syndromes: diagnosis and management. *Mayo Clin Proc . 2009; 84 :917-938.*

Laflamme M , DeMey N , Bouchard D , et al . Gestão da falha pós-operatória precoce da cirurgia de revascularização do miocárdio. *Interact Cardiovasc Thorac Surg 2012;14(4):452-456.*

Lee TH e Goldman L . Avaliação do doente com dor torácica aguda . *N Engl J Med . 2000; 342 : 1187-1195*

Libby P e Pierre Theroux . Fisiopatologia da doença arterial coronária. *Circulation . 2005; 111 :3481-3488 .*

Manchanda A e Soran O. Enhanced external counterpulsation and future diretions: Um passo além do tratamento médico para pacientes com angina e insuficiência cardíaca. *J Am Coll Cardiol, 2007; 50: 15231531.*

Manchanda Aarush , Ashim Aggarwal, Nupur Aggarwal, et al. Gestão da angina de peito refractária. *Revista de Cardiologia 2011, Vol. 18, (4):343-351.*

Mancia G , Fagard R , Narkiewicz K , et al. 2013 ESH/ESC Guidelines for the management of arterial hypertension. *Eur Heart J. 2013 Jul;34(28):2159-2219.*

Mangano DT . Grupo de Investigação do Estudo Multicêntrico de Isquémia Perioperatória. Aspirina e mortalidade na cirurgia de bypass coronário. *N Engl J Med. 2002; 347: 1309-1317.*

Mangano DT , Miao Y and Tudor IC . Post-reperfusion myocardial infarction: long-term survival improvement using adenosine regulation with acadesine. *J Am Coll Cardiol 2006;48:206-214*

Marco Roffi , Carlo Patrono , Jean Philippe Collet , et al. Task Force for the Management of Acute Coronary Syndromes in Patients Presenting without Persistent ST-Segment Elevation of the European Society of Cardiology (ESC). *Eur Heart J 29 de agosto de 2015;320: 1000-1093.*

Mariscalco G , Klersy C , Zanobini M , et al. A fibrilhação auricular após cirurgia coronária isolada afecta a sobrevivência tardia.*Circulation. 2008; 118: 1612- 1618.*

Mills EJ , Rachlis B , Wu P , et al . Prevenção primária da mortalidade e eventos cardiovasculares com tratamentos com estatinas: uma meta-análise em rede envolvendo mais de 65.000 pacientes. *J Am Coll Cardiol. 2008;52(22):1769-1781.*

Montalescot G , Sechtem U , Achenbach S , et al. 2013 ESC guidelines on the management of stable coronary artery disease: the Task Force on the management of stable coronary artery disease of the European Society of Cardiology. *Eur Heart J. 2013 Oct;34(38):2949- 3003*

Newby LK , Jesse RL , Babb JD , et al. Documento de consenso de peritos da ACCF 2012 sobre considerações clínicas práticas na interpretação de elevações de troponina: um relatório do Grupo de Trabalho da Fundação do Colégio Americano de Cardiologia sobre Documentos de Consenso de Peritos Clínicos . *J Am Coll Cardiol . 2012; 60 : 2427-2463.*

Nouhi F , Shojaeifard M , Omrani G , et al . Incidência de enfarte do miocárdio após cirurgia cardíaca aberta. *Iranian Heart Journal. inverno 2009; 9(4): 19-22.*

O'Gara P , Kushner F , Ascheim D , et al. 2013 ACCF/AHA guideline for the management of ST-elevation myocardial infarction: executive summary: a report of the American College of Cardiology Foundation/American Heart Association Task Force on Practice Guidelines. *Circulation 2013; 127:529-555.*

Onorati F , De Feo M , Mastroroberto P , et al . Determinantes e prognóstico do dano miocárdico após cirurgia de revascularização do miocárdio.*Ann Thorac Surg. 2005 Mar;79(3):837-845.*

Otterstad J , Froeland G , John Sutton M , et al. Exatidão e reprodutibilidade das medições ecocardiográficas bidimensionais biplanares nas dimensões e função do ventrículo esquerdo. *Eur Heart J1997;18:507-513.*

Ouyang P , Tardif JC , Herrington DM , et al . Ensaio aleatório de terapia hormonal em mulheres após cirurgia de bypass coronário. Evidência de efeito diferencial da terapia hormonal na progressão angiográfica da doença em enxertos de veia safena e artérias coronárias nativas. *Atherosclerosis. 2006; 189: 375- 386.*

Pan W, Pintar T, Anton J, et al As estatinas estão associadas a uma incidência reduzida de mortalidade perioperatória após cirurgia de revascularização do miocárdio. *Circulation. 2004; 110: 45- 49.*

Peter Peduzzi. Programa de Estudos Cooperativos.VA Medical Center, West Haven, CT 06516, EUA Acompanhamento de dezoito anos do Veterans Affairs Cooperative Study of Coronary Artery Bypass Surgery for stable angina. O Grupo de Estudo Cooperativo de Cirurgia de Revascularização do VA. *Circulation . 1992; 86:121-130.*

Prasad US , Walker WS , Sang CT , et al. Influence of obesity on the early and long term results of surgery for coronary artery disease.*Eur J Cardiothorac Surg. 1991;5(2):67-72.*

Pretto Pericles , Gerez Fernandes Martins , Andressa Biscaro ,et al. Infarto do miocárdio perioperatório em pacientes submetidos à revascularização do miocárdio. Rev *Bras Circ Cardiovasc.2015 Feb;30: 1678 -1686.*

Rollman BL , Belnap BH , LeMenager MS , et al . The Bypassing the Blues treatment protocol: stepped collaborative care for treating post-CABG depression.*Psychosom Med. 2009; 71: 217- 230*

Rydén L , Grant PJ , Anker SD , et al . Orientações da ESC sobre diabetes, pré-diabetes e doenças cardiovasculares desenvolvidas em colaboração com a EASD: a Task Force sobre diabetes, pré-diabetes e doenças cardiovasculares da Sociedade Europeia de Cardiologia (ESC) e desenvolvidas em colaboração com a Associação Europeia para o Estudo da Diabetes (EASD).*Eur Heart J. 2013 Oct;34(39):3035-3087*

Santa-Cruz RA , Cohen MG e Ohman EM . Contrapulsação aórtica: uma revisão dos efeitos hemodinâmicos e indicações de uso. *Catheter Cardiovasc Interv. 2006; 67: 68- 77.*

Schiller N , Shah P , Crawford M , et al . Recomendações para a quantificação do ventrículo esquerdo por ecocardiografia bidimensional. *J Am Soc Echocardiogr1989; 2:358-367.*

Smith PM e Burgess E . Cessação tabágica iniciada durante o internamento hospitalar em doentes com doença arterial coronária: um ensaio aleatório controlado. *CMAJ. 2009; 180:1297-1303.*

Smith SC , Benjamin EJ , Bonow RO , et al . 2011 AHA/ACCF Secondary Prevention and Risk Reduction Therapy for Patients with Coronary and other Atherosclerotic Vascular Disease: 2011 update: a guideline from the American Heart Association and American College of Cardiology Foundation. *Circulation. 2011 Nov 29;124(22):2458- 2473.*

Steg PG , James SK , Atar D , et al . Orientações da ESC para o tratamento do enfarte agudo do miocárdio em doentes com elevação do segmento ST. *Eur Heart J 2012;33:2569-2619.*

Stephan D. Fihn , Julius M. Gardin , Jonathan Abrams , et al.2012ACCF/AHA/ACP/AATS/PCNA/SCAI/STS Guideline for the diagnosis and management of patients with stable ischemic heart disease. *J Am Coll Cardiol . 2012; 60(24):2564-2603*

Steuer J , Granath F , de Faire U , et al . Aumento do risco de insuficiência cardíaca como consequência de lesão miocárdica perioperatória após cirurgia de revascularização do miocárdio.*Heart. 2005 Jun; 91(6):754-758.*

Sulfi S e AD Timmis. Ivabradina, o primeiro inibidor seletivo do canal If do nó sinusal no tratamento da angina estável. *Int J Clin Pract. 2006 Feb; 60(2): 222-228.*

Thomas RJ , King M , Lui K , et al . AACVPR/ACC/AHA 2007 performance measures on cardiac rehabilitation for referral to and delivery of cardiac rehabilitation/secondary prevention services (Medidas de desempenho da reabilitação cardíaca da AACVPR/ACC/AHA 2007 para encaminhamento e prestação de serviços de reabilitação cardíaca/prevenção secundária). *Circulation. 2007; 116: 1611- 1642.*

Thygesen K , Alpert JS , Jaffe AS , et al. Documento de consenso de peritos da ESC/ACCF/AHA/WHF . Terceira definição uni- versal de enfarte do miocárdio.*Eur Heart J 2012; Out;33(20):2551-2567.*

Vancraeynest D , Pasquet A , Roelants V , et al . Imagiologia da placa vulnerável. *JAm Coll Cardiol. 2011; 57:1961-1979.*

Varnauskas E. Twelve-year follow-up of survival in the randomized European Coronary Surgery Study . *N Engl J Med . 1988; 319 : 332337.*

Veauthier B , Sievers K , Hornecker J , et al. Síndrome Coronária Aguda: Gestão de Internamento. *F..P Essent. 2015 Oct;437:23-32.*

Vivek Rao , Joan Ivanov RN , Weisel RD , et al . Predictors of low cardiac output syndrome after coronary artery bypass.*Journal of Thoracic and Cardiovascular surgery ;July 1996,112(1);38-51.*

Wang TKM , Ralph AH Stewart , Tharumenthiran Ramanathan ,et al. Diagnóstico de IM após CRM com troponina T de alta sensibilidade e novas alterações no ECG ou ecocardiograma: relação com mortalidade e validação da Definição Universal de IM , European Heart Journal 2013.*.Acute Cardiovascular Care 2(4) 323-333.*

Wang X , Ao H , Xu F , et al .O impacto do índice de massa corporal nos resultados a curto e longo prazo em pacientes submetidos a bypass de enxerto de artéria coronária.*PLos One 2014 Apr21;9(4) 223 -229.*

Wiesbauer F , Schlager O , Domanovits H , et al Perioperative beta-blockers for preventing surgery-related mortality and morbidity: a systematic review and meta-analysis. *Anesth Analg. 2007; 104: 2741.*

Wijeysundera HC , Nallamothu BK , Krumholz HM , et al. Meta-analysis: effects of percutaneous coronary intervention versus medical therapy on angina relief. *Ann Intern Med. 2010 Mar 16;152(6):370-379.*

William S Weintraub ,Stein B ,Kosiniski A ,et al. Outcome of coronary bypass surgery versus coronary angioplasty in diabetics with multivessel coronary artery disease . *J Am Coll Cardiol.1998;31:10- 19.*

William Wijns Philippe , Kolh Nicolas , Carlo Di Mario ,et al. The Task Force on Myocardial Revascularization of the European Society of Cardiology (ESC) and the European Association for Cardio- Thoracic Surgery (EACTS).*European Heart Journal (2010) 31, 25012555.*

Yau JM , Alexander JH , Hafley G , et al. Impacto do enfarte do miocárdio perioperatório nos resultados angiográficos e clínicos após a cirurgia de revascularização do miocárdio com o PRoject of Ex-vivo Vein graft Engineering via Transfection (PREVENT) IVx. *Am J Cardiol 2008;102:546-551.*

Zeljko Reiner , Alberico L. Catapano , Guy De Backer, et al. ESC/EAS Guidelines for the management of dyslipidaemias The Task Force for the management of dyslipidaemias of the European Society of Cardiology (ESC) and the European Atherosclerosis Society (EAS). *European Heart Journal (2011) 32, 1769-1818.*

Zhao DX , Leacche M , Balaguer JM , et al. Angiografia de rotina intra-operatória completa após cirurgia de revascularização do miocárdio e revascularização híbrida 1-stop resultados de um laboratório de cateterismo híbrido totalmente integrado/sala de operações..*J Am Coll Cardiol 2009;53(3):232-241.*

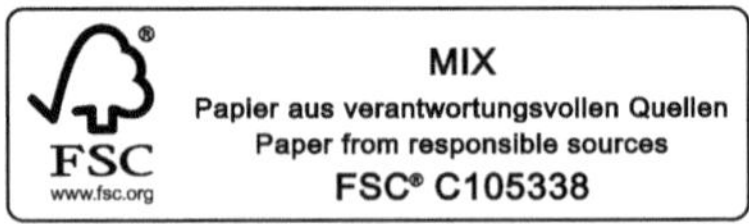

Printed by Books on Demand GmbH, Norderstedt / Germany